Klaus Heilmann

Das Risiko der Sicherheit

S. Hirzel Verlag Stuttgart • Leipzig 2002

Die Deutsche Bibliothek - CIP Einheitsaufnahme
Heilmann, Klaus:
Das Risiko der Sicherheit / Klaus Heilmann.
- Stuttgart ; Leipzig : Hirzel, 2002
ISBN 3-7776-1148-4

Birkenwaldstraße 44, 70191 Stuttgart
Printed in Germany
Einbandgestaltung: de'blik, Berlin
Grafiken: Christoph Bühler, Stuttgart
Druck: Gulde Druck GmbH, Tübingen

Wisst,
schon immer war Sicherheit
des Menschen ärgster Feind.

William Shakespeare
Macbeth

Vorwort

Es ist genauso wichtig, etwas von den Risiken in unserer komplexen Welt zu verstehen, wie etwas von Gesundheit, Ernährung oder Geld zu verstehen. Eine sinnvolle Diskussion über den technologischen Fortschritt und seine Chancen und Risiken erfordert eine unvoreingenommene Auseinandersetzung über Fakten und eine logische Argumentation.

Risiko richtig zu verstehen ist eine intellektuelle und emotionelle Notwendigkeit. Doch nur wenige Menschen haben sich eine vernünftige Risikoeinstellung zu Eigen gemacht. Die meisten ignorieren oder akzeptieren große Gefahren für ihre Gesundheit und ihr Leben und zittern vor jenen Risiken, die in Wirklichkeit minimal oder unbedeutend sind, den Medien aber berichtenswert erscheinen.

Das Buch wendet sich an alle, die an einem besseren Risikoverständnis interessiert sind. Chance und Risiko gehören zusammen, Chancen ohne Risiken gibt es nicht. Aber es kann Risiko ohne Angst geben, besonders dann, wenn man begreift, dass sich viele Ereignisse als weniger katastrophal erweisen als man befürchtet hat und dass viele Dinge weniger riskant sind als die, die wir ohnehin schon akzeptieren, ohne viel über sie nachzudenken.

Da ich nicht nur von Fachleuten verstanden werden will, musste ich Komplexes vielfach vereinfachend darstellen. Hierfür möglicherweise als unwissenschaftlich angesehen zu werden, nehme ich in Kauf. Eher würde es mich stören, wegen unverständlicher Wissenschaftlichkeit bei meinen Lesern zu Irrtümern und Missverständnissen Anlass zu geben.

Da ich davon überzeugt bin, dass trotz Medienvielfalt Aufklärung Not tut und Wissen nicht schaden kann, wurden manche Aspekte eingehender dargestellt, als es der eigentliche Gegenstand des Buches vielleicht erfordert hätte. Solche ergänzenden Details und viele das Thema illustrierende Beispiele erscheinen in anderer Schrift, und es bleibt dem Leser überlassen, auch diese kennen zu lernen oder nur dem roten Faden des Haupttextes zu folgen.

Ich will möglichst wenig zitieren, muss aber doch erkennbar machen, auf welchen Untersuchungen meine Aussagen beruhen; Im Literaturteil am Schluss werden die entsprechenden Angaben gemacht. Auch ist es unerlässlich, dass Gedanken und Materialien aus meinen früheren Arbeiten, soweit ich sie zur Darstellung des Themas für wichtig halte, in dieses Buch einfließen, in unveränderter oder modifizierter Form.

Bei der Diskussion von Risiken kommt man um Statistik nicht herum. Sämtliche zu Sterblichkeit und Todesursachen angeführten Zahlen beruhen – soweit nicht anders angegeben – auf Veröffentlichungen des Statistischen Bundesamtes, Wiesbaden. Sie beziehen sich auf das Gebiet der Bundesrepublik Deutschland und das Erhebungsjahr 1999 und (soweit schon verfügbar) das Jahr **2000** (im Text halbfett gedruckt), das heißt, auf die bei Erscheinen dieses Buches neuesten verfügbaren Daten.

Die hier vorgetragenen Gedanken, Ansichten und Meinungen beruhen auf Erfahrungen, die ich in über 20-jähriger Beratungstätigkeit in Risiko- und Kommunikationsfragen gemacht und den Erkenntnissen, die ich daraus gewonnen habe.

Meine Erfahrungen sind nicht unbeeinflusst von Persönlichkeiten geblieben, denen ich in Wissenschaft und Technik, Wirtschaft, Politik und Publizistik in dieser Zeit begegnet bin. Die einen haben meinen Bemühungen um ein verbessertes Risikoverständnis in der Bevölkerung Widerstand entgegengebracht, andere haben mir dabei geholfen, das gerade Mögliche zu tun. Von beiden habe ich gelernt.

München, im Februar 2002 — Klaus Heilmann

Inhaltsverzeichnis

Einführung

Die meisten Entscheidungen in unserem Leben beinhalten das Abwägen möglicher Chancen gegen mögliche Risiken, wobei das Prinzip der Abwägung ziemlich einfach ist. Bei der Entscheidung, eine Straße zu überqueren, besteht die Chance darin, die andere Straßenseite zu erreichen, während das Risiko darin liegt, von einem Auto überfahren zu werden. Große Gedanken braucht man sich für diese Entscheidung jedoch kaum zu machen, denn schon frühzeitig haben wir gelernt, auf Autos aufzupassen und Straßen sicher zu überqueren.

Bestimmte Umstände können die Situation aber verändern. Man wird nicht gerade versuchen, eine Schnellstraße im tosenden Verkehr zu überqueren, würde es vielleicht aber tun, wenn man auf der anderen Seite jemanden hilflos in einem brennenden Wagen entdeckte. Hier steht das Risiko, selbst überfahren zu werden, gegen die Chance, ein Leben zu retten (49). Wir führen also dauernd irgendwelche Chance-Risiko-Abwägungen durch, bewusst wie auch unbewusst.

Es gibt wenig Gewissheiten in dieser Welt voller Unsicherheiten, aber zumindest eine gibt es doch: Dass nämlich ein jeder von uns sterben muss. Die Frage ist nur – und damit sind wir wieder bei den Ungewissheiten – wann und wie? Durch einen vernünftigen Umgang mit Risiken, die auf irgendeine Weise das Leben bedrohen, kann jedermann etwas dazu tun, nicht gerade vorzeitig zu sterben. Krankheiten gehören zu den Risiken, die unsere Lebenserwartung am stärksten bedrohen. Oft (aber nicht immer) sind sie vermeidbar – durch vernünftigen Lebensstil. Oft (aber nicht immer) sind sie heilbar – zum Beispiel durch Medikamente. Doch auch die Medikamente selbst können uns gefährden, bieten also nicht nur heilende Chancen, sondern bergen sogar tödliche Risiken.

Wenn ich mich bei meinen Risikobetrachtungen im Folgenden vorwiegend am Tod orientiere und die nicht tödlichen Gesundheitsschäden und Unfallfolgen weitgehend unberücksichtigt lasse, so hängt das natürlich damit zusammen, dass der Tod im Gegensatz zu den qualitativen Veränderungen unserer Gesundheit – Krankheit, Gebrechen, Behinderung – ein definitives Faktum ist und dass nur Todesfälle und Todesursachen von den zuständigen Behörden systematisch registriert werden. Für meine Absicht aber, Risiko vergleichbar und damit verständlich zu machen, muss ich auf eindeutige Fakten zurückgreifen, wobei ich mir darüber im Klaren bin, dass für viele Menschen nicht der vorzeitige Tod, sondern eine sich verschlechternde Lebensqualität in einer sich verlängernden Lebenszeit die größte Sorge ist.

„Risiko“ ist wahrscheinlich einer der am häufigsten gebrauchten und am meisten missverstandenen Begriffe unserer Tage überhaupt. Dies ist durchaus verständlich. Denn wie soll der Nichtfachmann ein Risiko verstehen, wenn er sich nichts Genaues darunter vorstellen kann, wie soll er es bewerten, wenn er seine Dimensionen nicht kennt? Was soll er mit Begriffen wie „absolutes“, „relatives“ oder „potentielles“ Risiko anfangen, wenn schon die Fachleute selbst unter „Risiko“ nicht immer das Gleiche verstehen? Dabei ist mit Risiken zu leben für alle Organismen eine unabänderliche Grundbedingung ihres Daseins: Ohne Risiken gäbe es tatsächlich gar kein Leben (43). Was also ist Risiko? Diese Frage soll das erste Kapitel beantworten, in dem ich die „Natur des Risikos“ näher beleuchten will.

Der nutzbringende Einsatz von Technik und Chemie war früher und ist heute mit Risiken verbunden. Technik ist ohne Folgen nicht zu nutzen. Aber die Technikgeschichte zeigt auch, dass uns das Wagen mehr Vorteile als Nachteile gebracht hat. Wer dies bezweifelt, hat eine allzu romantische Vorstellung von der hoch riskanten Wirklichkeit des täglichen Lebens vergangener Zeiten. Und wie sehr sich diese Zeiten und mit ihnen ihre Risiken geändert haben, sich aber auch unser Leben verlängert und unser Dasein verbessert hat, darüber werde ich im zweiten Kapitel sprechen, in dem ich mich mit dem „Wandel der Risiken“ beschäftige.

Der Absturz eines Verkehrsflugzeugs macht allerorts Schlagzeilen. Wenig Aufsehen hingegen erregt es, wenn das Statistische Bundesamt seine jährlichen Todesartenzahlen veröffentlicht, obwohl diese Statistiken Stoff für fette Schlagzeilen böten: So stürzt in der Bundesrepublik Deutschland gewissermaßen jeden Tag ein Jumbo mit 300 übergewichtigen Trinkern und Rauchern an Bord ab, denn über 100 000 Deutsche pro Jahr werden das Opfer von Krankheiten, die auf Genussmittel zurückzuführen sind. Insgesamt sterben jährlich in Deutschland etwa 840 000 Menschen, vor allem an Krankheiten, aber auch an Unfällen, durch Selbstmord und Verbrechen. Vorzeitiges Sterben an Krankheiten ist aber keineswegs immer schicksalhaft, sondern ganz wesentlich auch die Folge einer gesundheitsabträglichen Lebensführung. Risiko ist also nicht immer unabwendbar. Im dritten Kapitel sollen die wichtigsten „Risiken des Lebens" behandelt werden: Die freiwilligen – wie Rauchen, Sex und Sport –, die wir beeinflussen können. Die unfreiwilligen – wie Krankheiten, Naturkatastrophen und Unfälle –, die wir nicht beeinflussen können. Sowie die Risiken gemischter Art – wie chemische Produkte und Nahrungsmittel –, auf die wir nur teilweise Einfluss nehmen können.

Zu Letzteren gehören auch die Risiken der Medizin. Wenn ich ihnen, und insbesondere den Arzneimitteln, im Buch einen breiten Raum einräume, so bedeutet dies nicht, dass sie, verglichen mit anderen Risiken unseres Lebens, überproportional häufig oder groß wären. Vielmehr erscheinen sie uns groß, weil Gesundheit und Medizin ständig im Interesse der Öffentlichkeit und im Blickpunkt der Medien stehen. Darüber hinaus eignen sich die Risiken der Medizin besonders gut dafür, die Schwierigkeiten von Chance-Risiko-Abwägungen sowie der gesellschaftlichen Konsensfindung darzustellen.

Besonders problematisch gestaltet sich die Risikoabwägung bei den grenzüberschreitenden und generationenüberspannenden Risiken, da diese uns mit einer völlig neuen Qualität der Technikfolgen konfrontieren. Nach den konfliktreichen Auseinandersetzungen um Mikroelektronik und Kernenergie steht heute die Gentechnik im Mittelpunkt der Diskussion, in der es ganz wesentlich um Grenzziehungen geht. Deshalb soll im Kapitel „Die Ethik des Risikos" darüber reflektiert werden, ob die Wissenschaftler tun dürfen, was sie können, und gefragt werden, wie von der Gesellschaft über die Richtung, das

Tempo und die Grenzen des technologischen Fortschritts vernünftige Entscheidungen getroffen werden können.

Mit Risiken hat der Mensch schon immer gelebt und wird er auch in Zukunft leben müssen. Daran ist nichts zu ändern. Jedes mögliche Risiko zu eliminieren ist unmöglich. Auch stellt sich die Frage, welches Risiko das größere ist, welches zuerst behandelt werden muss, welches Sofortmaßnahmen verlangt und welches – zumindest vorläufig – akzeptiert werden kann. Und da nicht alles ökonomisch machbar ist, lautet die für die Gemeinschaft entscheidende Frage: Wie verteilen wir unsere Möglichkeiten? Darüber soll im Kapitel „Mit Risiken umgehen lernen" gesprochen werden.

Die Natur des Risikos

Risiko und Chance
Was die Begriffe sagen

Der Begriff „Risiko“ entstand vermutlich in der Geschäftswelt. Schon im Mittelalter haben Kaufleute kalkuliert, wie viele Schiffe sie aussenden müssen, um – Stürmen, Seeräubern und Krankheiten zum Trotz – eine bestimmte Anzahl mit Waren beladene Schiffe zurückerwarten zu können. Hieraus haben sie das Risiko ihrer Unternehmungen und die mit ihnen verbundenen Chancen abgeleitet.

Was damals galt, gilt auch heute: Menschliches Handeln ist dadurch geprägt, dass jeder Chance ein Risiko gegenübersteht, dass der Plan des Handelns scheitern kann und nicht Nutzen erreicht, sondern Schaden bewirkt wird. Risiko ist also nur die eine Seite der Medaille; die andere ist die Chance, die ja meist überhaupt erst der Anlass dafür ist, etwas zu unternehmen.

Auch in der technischen Zivilisation sind Leben und Weiterentwicklung davon geprägt, dass Chancen und Risiken miteinander verknüpft sind. Bei allen unseren Entscheidungen ist es daher notwendig, erhofften Nutzen und befürchteten Schaden gegeneinander abzuwägen.

Auch in der Medizin ist das so: Chance bedeutet die Wahrscheinlichkeit, durch die Anwendung eines Arzneimittels beziehungsweise durch eine Operation von Beschwerden befreit oder geheilt zu werden, Risiko die Wahrscheinlichkeit, durch die Medikamentenanwendung beziehungsweise die Operation unerwünschte Wirkungen zu erleiden oder nicht geheilt zu werden. Nutzen ist das erhoffte und Schaden das befürchtete Ergebnis (23).

Immer dann aber, wenn ein Risiko aus seinem Zusammenhang mit Chance und Nutzen gerissen wird, kann es – als Einzelereignis zur Schlagzeile gemacht – Angst und Schrecken hervorrufen. Dies führt außerdem zu dem irreführenden Eindruck, dass sich technische Risiken unabhängig von den Risiken ereignen, denen wir sowieso schon täglich ausgesetzt sind, seien sie freiwillig akzeptiert oder unfreiwillig in Kauf genommen. So ist es nicht erstaunlich, dass verzerrte Vorstellungen zunehmend das definieren, was sich der Einzelne unter den Risiken unserer Zeit vorstellt.

Kommen wir zu den Definitionen. Da es keine gültige Sprachregelung gibt, wird der Begriff „Risiko“ meist gleichbedeutend mit „Gefahr“ verwendet. Gefahr drückt ganz allgemein die Möglichkeit aus, Schaden zu erleiden, wobei der Eintritt, das Ausmaß und meist auch die Art dieses Schadens ungewiss sind. Gefahr bedeutet Bedrohung für Gesundheit oder Leben, Umwelt oder Besitz. Gefahren bestehen von Natur aus oder sind von Menschen gemacht. Einer bestimmten Gefahr können viele ausgesetzt sein oder nur wenige, wobei das Risiko für den Einzelnen unterschiedlich hoch sein kann. Während Gefahr nur in Zusammenhang mit einem negativen Ereignis gebraucht wird, kann sich Risiko im Sinne von Wagnis auch auf potentiell erwünschte Ereignisse beziehen, vor allem in der Wirtschaft, in Sport und Spiel (16).

Auch in der deutschen Rechtsprechung werden die Begriffe Risiko und Gefahr synonym verwendet: Risiko stellt den Oberbegriff dar, während Gefahr jenen Zustand charakterisiert, bei dem ein zumutbares Maß überschritten wird. Hier kommt also bereits eine Bewertung zum Ausdruck: Risiko bezeichnet eine erlaubte und noch zumutbare, Gefahr eine nicht mehr zumutbare und somit rechtswidrige Gefährdung.
Ähnliches gilt für den in Sicherheitsdiskussionen so viel gebrauchten Begriff „Restrisiko", der zum Ausdruck bringen soll, dass dem Bürger ein kleines, aber noch endliches Risiko zugemutet werden darf. Das deutsche Bundesverfassungsgericht hat dies 1978 so formuliert: „In der Gestaltung der Sozialordnung bei der Abschätzung von Risiken haben Maßstäbe der praktischen Vernunft zu gelten. Mehr zu fordern hieße, die Grenzen menschlichen Erkenntnisvermögens ignorieren zu wollen. Ungewissheiten jenseits dieser Schwelle sind unentrinnbar und daher als sozialadäquate Lasten von allen Bürgern zu tragen" (zit. n. 16). Restrisiko bedeutet hiernach also ein für zumutbar erklärtes, ein akzeptables Risiko. Isoliert verwendet ist allerdings die Qualifikation „Rest" nicht ohne weiteres verständlich und für Akzeptanzdiskussionen in der Öffentlichkeit

ausgesprochen ungeeignet, denn sie impliziert, dass absolute Sicherheit möglich sei, aber aus irgendeinem Grund, zum Beispiel weil zu teuer, nicht angestrebt wird.

Im Gegensatz zu seiner Verwendung im Alltag wird der Risikobegriff von den Experten meist in einem engeren Sinn verwendet: als Maß für die Größe einer Gefahr, für den Grad oder das Ausmaß einer Gefährdung. Ein solcher Wert bezieht sich auf einen bestimmten Kreis möglicherweise betroffener Personen – die Exponierten – und auf eine bestimmte Zeitspanne – die Expositionszeit –, in welcher der Schaden eintreten könnte, zum Beispiel ein Jahr. Für den Experten stellt also Risiko immer die Quantifizierung einer Gefahr dar.

Entsprechend den zwei Komponenten, die eine Gefahrensituation charakterisieren, nämlich der Wahrscheinlichkeit und dem Schweregrad beziehungsweise Ausmaß des möglicherweise eintretenden Schadens, ist Risiko für die meisten Fachleute eine zweidimensionale Größe:

Risiko = Eintrittswahrscheinlichkeit x Schadensausmaß

Im Gegensatz hierzu wird der Risikobegriff in diesem Buch als eindimensionale Größe verwendet, nämlich lediglich als Wahrscheinlichkeit für den Eintritt von Schaden. Warum?

Risiko im Expertensinn ist ja ein statistischer Begriff. Für Nichtfachleute beinhaltet die Vorstellung von Risiko dagegen nicht nur Eigenschaften einer Gefahrensituation, sondern drückt auch noch menschliches Empfinden gegenüber dieser Gefahrensituation aus. Zu viel Bedeutung – wie ich meine – für ein so kleines Wort wie „Risiko". Schaden bedeutet für den Einzelnen immer irgendeine Art Verlust, sei es an Gesundheit, Lebenserwartung, Geld, Besitz oder einer anderen Lebensqualität. Die verschiedenen Werte können aber für einzelne Individuen entsprechend ihrer Bildung, ihrem Lebensalter oder Gesundheitszustand sehr unterschiedliche Bedeutung haben.

Deshalb erscheint es mir geeigneter, den Risikobegriff – wie es auch Statistiker und Versicherungsmathematiker tun – auf eine eindimensionale Größe zu reduzieren, unter Risiko also nur die Wahrscheinlichkeit für den Eintritt eines spezifischen Schadens zu verstehen und den Begriff nicht noch mit subjektiven Elementen zu belasten (61).

Sicher, wenn man Risiko gewissermaßen auf den „Todesfall" standardisiert und lediglich Eintrittswahrscheinlichkeiten miteinander vergleicht, dann birgt dieses Vorgehen die Gefahr, dass solchen objektiven Risikoangaben von vielen Menschen Skepsis entgegengebracht wird. Dies ist darauf zurückzuführen, dass für sie – denken wir an die Reaktorkatastrophe von Tschernobyl oder den verbrecherischen Terroranschlag von New York – nicht die Eintrittswahrscheinlichkeit im Vordergrund steht, sondern eben das Ausmaß des Schadens, vor allem in menschlicher Hinsicht. Trotzdem will ich für den Zweck dieses Buches bei einer eindimensionalen Risikobetrachtung bleiben. Auch glaube ich, dass eine von Technologie und Technik geprägte Gesellschaft am Beginn des dritten Jahrtausends zu einer Versachlichung der Risikodiskussion kommen muss und dass Risikoentscheidungen, vor allem wenn sie Auswirkungen auf die Zukunft haben, auf der Grundlage von Fakten (Wahrscheinlichkeiten) und nicht von Emotionen (Möglichkeiten) gefällt werden müssen, auch wenn das oft und vor allem unter dem Eindruck von Katastrophen nicht immer leicht ist.

Die Schwierigkeit für den Laien, Risiko als eine Wahrscheinlichkeit zu betrachten, liegt vor allem in dem Umstand, dass in jeder Gefahrensituation eine Ungewissheit steckt, und zwar in mehrfacher Hinsicht: Ungewiss ist, ob das Unerwünschte überhaupt geschieht und wenn ja, wann. Ob und in welcher Höhe Sachschäden entstehen und ob auch Menschen betroffen sein werden. Welche Personen es sein werden und ob man selbst dazugehören wird. Diese große qualitative und quantitative Ungewissheit macht es unmöglich, Risiken zu „berechnen". Sie lassen sich höchstens aufgrund von Vergangenheitsereignissen schätzen (51). Vor allem diese Ungewissheiten sind es, die in der Akzeptanzdiskussion über neue Technologien und deren Produkte – denken wir zum Beispiel an gentechnisch erzeugte Nahrungsmittel – und die mit ihnen verbundenen Risiken eine so große Rolle spielen.

Kommen wir jetzt zu dem dem „Risiko" entgegengesetzten Begriff „Sicherheit". Hierunter wird die subjektive Gewissheit verstanden, vor möglichen Gefahren geschützt zu sein: Sicherheit ist eine genügend gebannte Gefahr. Je weniger gefährlich eine Sache ist, umso sicherer ist sie.

Früher erweckte das Wort Vertrauen, weswegen es im allgemeinen Sprachgebrauch auch gerne zur Bewertung von Gefahren herangezogen wurde. Die Verwendung von elektrischem Strom im Haus oder von Benzin im Auto galten als „sicher", ohne dass damit die Annahme verbunden war, sie seien völlig gefahrlos. Je sicherer Technik aber wurde, umso mehr wurde unter Sicherheit eine „absolute" Sicherheit verstanden, also höchste Erwartungen mit dem Begriff verbunden (16).

Das Wort Sicherheit ist heute veraltet und hat seine Nützlichkeit weitgehend verloren, nicht nur angesichts einer immer schwerer durchschaubaren technischen Welt, sondern auch angesichts unserer ständig zunehmenden Kenntnisse über die Komplexität des Menschen, seiner natürlichen Umwelt und der ständigen Gefahr terroristischer Aktivitäten.

Der Wertverlust des Wortes Sicherheit gilt besonders auch für den Gesundheitsbereich. Von Arzneimitteln erwartet der Bürger, dass sie sicher sind. Während die Food and Drug Administration (FDA) – die amerikanische Kontrollbehörde für Nahrungs- und Arzneimittel – noch verlangt, Medikamente müssten „safe" sein, drückt sich unser Arzneimittelgesetz schon vorsichtiger aus und spricht von „unbedenklich", was dem allgemeinen Sprachverständnis nach das Gleiche (aber nicht etwa „unschädlich"!) bedeutet. Die Schweden haben den Sicherheitsbegriff vernünftigerweise relativiert und sprechen von „Graden von Sicherheit", was ausdrückt, dass man sich Sicherheit nur nähern, sie aber nie erreichen kann (34).

Wo konkretes Wissen fehlt, müssen Begriffe dieses oft ersetzen. „Potentielles Risiko" ist ein solcher Begriff. Bei vielen Stoffen, denen wir ausgesetzt sind oder die wir zu uns nehmen, ist eine tatsächliche Gefahr zunächst nicht nachweisbar und lassen sich die unbedenklichen Aufnahmemengen nur unzureichend abschätzen. Bei diesen Stoffen, vor allem bei solchen mit Krebs erzeugenden Eigenschaften, wird deshalb vorsorglich davon ausgegangen, dass selbst sehr geringe Aufnahmemengen ein potentielles Risiko darstellen, ohne dass dieses konkret belegt oder quantitativ beziffert werden könnte. Damit müssen wir leben.

Potentielle Risiken bestehen grundsätzlich bei allen Inhalts- und Zusatzstoffen von Lebensmitteln sowie bei Medikamenten. Die Überschreitung einer aus Vorsorgegründen festgelegten Grenze für einen bestimmten Stoff bedeutet jedoch nicht zwangsläufig so etwas wie das Überschreiten einer Grenze von sicher nach gefährlich (31).

Soweit zu den Begriffen.

Psychologie des Risikos
Empfinden und einschätzen

Die Risiken des Lebens sind mannigfaltig. Sie können freiwillig sein, wie Rauchen und Motorradfahren, oder unfreiwillig, wie das Leben in Abgasen. Ob freiwillig oder unfreiwillig, jegliche Inkaufnahme von Risiko beinhaltet die (mehr oder weniger große) Wahrscheinlichkeit, dass die Lebensqualität (vorübergehend oder für immer) beeinträchtigt wird, man körperlichen Schaden nimmt oder vorzeitig stirbt.

Es gibt Risiken, die hoch sind, und solche, die es nicht sind, aber als hoch empfunden werden. Die Einnahme von Arzneimitteln stellt im Allgemeinen ein geringes Risiko dar, wird aber von vielen als ein hohes Risiko angesehen. Die Furcht vor einem Risiko hängt nicht so sehr von seiner tatsächlichen Größe ab als vielmehr davon, wie es empfunden wird.

Durch tägliche Erfahrung wissen wir, dass Logik weniger dazu benutzt wird, aufgrund einer Nutzen-Risiko-Abwägung eine Entscheidung zu treffen, als vielmehr dazu, eine bereits getroffene Entscheidung nachträglich zu rechtfertigen. Jede auf diese Art gefällte Entscheidung lässt sich später auf einer rationalen Basis erklären.

Die Entscheidung des einen, sich in Gefahr zu begeben, kann für einen anderen völlig unverständlich und unlogisch sein. Das hängt damit zusammen, dass diese Entscheidung nicht auf einer allgemein akzeptierten, sondern auf einer persönlichen Einschätzung von Nutzen und Risiko beruht.

Der durch immer neue Schreckensmeldungen beunruhigte Mensch sucht nach Ruhe und befreit sich von seiner Angst dadurch, dass er ein Objekt für sie findet. Der Mensch will weg von seiner Grundangst und interessiert sich begierig für solche Themen, die ihm die Berechtigung seiner Ängste bestätigen. So entstehen die bekannten Objektziele für Risiken, die je nach Thema und Zeitgeist kurz- oder langlebig sind und oft auch in einem bestimmten Interesse oder mit kalkulierter Absicht von den Industrien, den Medien oder der Politik am Leben erhalten werden: Kernenergie und Entsorgung, Kohlekraftwirtschaft und saurer Regen, chemische Industrie und Umweltbelastung, Konsum und Abfall, Kohlendioxyd-Ausstoß und Treibhauseffekt, pharmazeutische Industrie und Arzneimittelrisiko, Mobilität und Terrorismus.

Aus Beobachtungen des menschlichen Verhaltens bezüglich der Annahme oder Ablehnung von Risiken wissen wir, dass die Mehrzahl der Menschen bestimmten Verhaltensmustern folgt:

Viele Menschen glauben unerschütterlich an das Gute der Natur, die nur Wonnen verschenkt, käme nicht der Mensch mit seiner Technik hinzu. Entsprechend werden die Risiken von Naturgewalten – denken wir an die Millionen Kalifornier oder die Bewohner am Ätna und ihre tägliche Bedrohung durch Erdbeben und Lava – akzeptiert und als eine Art höhere Gewalt hingenommen. „Natürliche Strahlung“ klingt allenfalls mäßig beunruhigend, während „nuklearer Abfall“ tödliche Bedrohung bedeutet. Die Welt war entsetzt über die Opfer der Giftgaskatastrophe von Bhopal, aber wer spricht schon von den annähernd 2000 Menschenleben, die das Giftgas des Nios-Sees gefordert hat, ein Naturereignis, ohne menschliches Zutun geschehen?

Die Menschen verhalten sich gegenüber häufigen Risiken unbekümmert bis gleichgültig, während sie bei seltenen Risiken leicht in Panik verfallen. Ereignisse, die plötzlich auftreten, alarmieren mehr als solche, die dies nicht tun. Die Welt ist – zu Recht – entsetzt über die Strahlungsopfer von Tschernobyl, aber kein Mensch spricht von den 500 Toten, die der Bergbau weltweit jährlich fordert.

Eine große Zahl von Opfern aufgrund eines unfreiwilligen Risikos, zum Beispiel eines Arzneimittels, schockiert mehr als die gleiche Zahl von Opfern durch ein freiwillig akzeptiertes Risiko. Die

Welt war – zu Recht – entsetzt über 6000 durch Contergan missgebildete Kinder (nach Schätzungen zwischen 4000 und 10 000 Betroffene), aber kaum jemand spricht von den mehr als 3000 Kindern, die jährlich bei uns durch Alkohol missgebildet zur Welt kommen (die Schädigungen ohne körperliche Fehlbildungen werden in Deutschland auf 10 000–15 000 geschätzt).

Es gehört zur menschlichen Natur, dass Zwischenfälle zu ertragen leichter ist, wenn man einen Schuldigen finden kann, als wenn dies nicht gelingt. Dies zeigt sich eindrucksvoll am Beispiel der gigantischen Schadensersatzprozesse, wie sie von amerikanischen Anwälten gegen vermeintliche und tatsächliche Schadensverursacher geführt werden. Es gibt nur wenige Menschen, die das Misslingen einer Operation als schicksalhafte Fügung erachten. Die meisten suchen die Schuld beim Operateur und empfinden einen gewissen Trost, wenn diese bestätigt oder sogar noch geldlich entschädigt wird.

Wird eine große Gruppe von Menschen Opfer eines einzelnen Ereignisses – zum Beispiel eines Busunglücks –, so wird dies als eine Katastrophe empfunden, während der Tod der gleichen Zahl von Menschen durch Ereignisse zu verschiedenen Zeiten – wie die täglichen Autounfälle – wenig Aufmerksamkeit auslöst. Der Mensch gewöhnt sich leichter an Risiken, zu denen er einen persönlichen Kontakt bekommen hat, als an solche, die unsichtbar bleiben. Deswegen werden hypothetische Gefahren, wie Krebs durch Chemikalien in Wasser, Luft und Nahrung, höher bewertet als Krebs durch Sonnenlicht, an dem man schon den einen oder anderen hat erkranken sehen.

Risiken, die die Leute durch ihr eigenes Verhalten beeinflussen zu können glauben – wie das Lenken eines Automobils –, werden als geringer eingeschätzt und entsprechend eher hingenommen als solche, die vom Können oder der Entscheidung Dritter abhängen, wie das Fliegen in einem Verkehrsflugzeug. Unser persönliches Risiko als Lenker eines Fahrzeuges empfinden wir als klein (85 % der Autobenutzer zählen sich einer Meinungsumfrage zufolge zu den überdurchschnittlich befähigten Fahrzeuglenkern!), obwohl der motorisierte Straßenverkehr in Deutschland täglich etwa 20 Todesopfer und rund 700 Verletzte fordert.

Menschen, denen es gut geht, lieben schlechte Nachrichten, während gute Nachrichten von denen bevorzugt werden, die ihrer bedürfen. Ein Kranker, der ein bestimmtes Arzneimittel braucht, hat sich über dessen Nutzen und Risiko seine eigenen Vorstellungen gemacht und bedarf der „Aufklärung" durch die Medien nicht. Beim Gesunden, der Arzneimittel nicht braucht, rufen Nachrichten über Arzneimittelrisiken dagegen eine ganz andere Empfindung hervor. Man kann eben das Risiko einer Sache besser beurteilen, wenn man ihren Nutzen selbst erfahren hat.

Man kann von der Annahme ausgehen, dass die individuelle Risikoabschätzung eher auf Angst als auf Statistik beruht, aber auch davon abhängt, wie sehr sich der Betroffene mit einer Risikogruppe identifiziert. Wird das Risiko freiwillig übernommen – wie beispielsweise beim Autorennsport –, ist man bereit, ein wesentlich höheres Risiko zu akzeptieren als beim Betreten eines öffentlichen Verkehrsmittels. Auch werden solche Risiken vergleichsweise höher eingeschätzt, denen gegenüber man sich als hilflos empfindet, weil man – wie zum Beispiel bei Arzneimitteln – die Gefahr nicht sinnlich wahrnehmen kann und deshalb auch keine eigenen Gegenmaßnahmen möglich sind.

Auch die Höhe des Akzeptanzniveaus wird davon beeinflusst, ob jemand ein Risiko freiwillig eingeht oder ihm unfreiwillig ausgesetzt ist. Freiwillig akzeptierte Risiken werden bei gleicher statistischer Verlustrate wesentlich geringer eingeschätzt und eher angenommen als aufgezwungene Risiken. Zwischen den Schadstofffreisetzungen von Zigaretten und denen von Müllverbrennungsanlagen besteht also ein erheblicher Unterschied.

Risiken werden höher eingeschätzt, wenn das Risiko einer Unternehmung die Allgemeinheit zu tragen hat, den Nutzen davon aber nur wenige haben. Kann der Einzelne jedoch von ihr einen fühlbaren Vorteil erwarten, ist er eher bereit, die damit verbundene Gefahr zu akzeptieren.

Freiwillig in Kauf genommene, sogar die Gesundheit schädigende Risiken, wie sie aus Über- und Fehlernährung sowie Genussmittelmissbrauch resultieren, werden relativ leicht akzeptiert oder unbewusst verdrängt. Wenn etwas Spaß macht, fällt es eben leicht, die damit verbundenen Risiken außer Acht zu lassen, umso mehr, wenn zu erwarten ist, dass sich die gesundheitlichen Konsequenzen erst eines fernen Tages einstellen werden.

Dass bei freiwillig akzeptierten Risiken der für den Einzelnen erkennbare Nutzen – Spaß, Freude, Lust – die entscheidende Rolle spielt, zeigt sich auch im Freizeitbereich. So haben die wohl bekannten Risiken bei Sport und Spiel keinen erkennbaren Einfluss auf deren hohe Akzeptanz. Trend- und Extremsportarten wie Fallschirmspringen, Drachen- und Gleitschirmfliegen, Tourenskilauf oder Freeclimbing werden trotz ihrer Gefährlichkeit ausgeübt, weil sie mit so positiven Assoziationen wie Abenteuer, persönlicher Freiheit und Selbstbestätigung verbunden sind, sodass die dabei eingegangenen erheblichen Gefahren meist als unbedeutend empfunden oder gar als Herausforderung begrüßt werden (Beispiele nach 9, 17, 26, 30, 58). Der Mensch strebt somit nicht nur nach Sicherheit und Geborgenheit, er strebt auch nach Abenteuer und Risiko und geht umso größere Risiken ein, je sicherer er sich fühlt (12).

Zusammen mit dem Münchener Meinungsforschungsinstitut Infratest habe ich einmal die Fähigkeit in der Bevölkerung untersucht, Risiken quantitativ einzuschätzen. Aus der Gegenüberstellung der geschätzten und der tatsächlichen Wahrscheinlichkeiten des Eintretens von Risiken konnte man – ohne Unterschied des Bildungsgrades der Befragten – ersehen, wie falsch selbst alltägliche Risiken eingeschätzt werden, und dass über die tatsächlichen Größen von Risiken allgemein erhebliche Unklarheit herrscht (37).

Aus dieser Untersuchung und anderen Studien mit ähnlichem Ergebnis ergibt sich die Erkenntnis, dass offenbar jeder von uns eine ganz bestimmte Risikoeinschätzung besitzt, die aber weniger auf Kenntnissen als vielmehr auf Empfindungen beruht. Das führt dazu, dass Risiken entweder unter- oder überschätzt, selten richtig und niemals einheitlich beurteilt werden.

Menschliches Verhalten also, und das ist das Fazit meines kurzen Exkurses in die Psychologie, wird weniger durch Fakten, Argumente und Logik als vielmehr durch Hoffnungen und Ängste, Glauben, Wunschvorstellungen und Aversionen beeinflusst. Die individuelle Einschätzung von Chancen und Risiken erfolgt nämlich nicht nach objektiven, wissenschaftlich fundierten Kriterien, sondern nach persönlichen Empfindungen, echten und vermeintlichen Wahrnehmungen sowie individuellen Alltagserfahrungen. Risiken werden also nicht quantitativ eingeschätzt, sondern subjektiv empfunden.

Maß des Risikos
Messen, bewerten, einordnen

Eigentlich ist es erstaunlich, dass es auch heute noch keine allgemein akzeptierten und jedermann vertrauten Maßeinheiten zur Bemessung von Risiken gibt, dass wir als Bürger technologisch fortgeschrittener Länder Nachrichten über Risiken ohne jegliche Bezugsgrößen überhaupt akzeptieren.

> Man stelle sich einmal das Chaos vor, das es in unserem Alltag ohne einheitliche Maße und Gewichte gäbe: Jedes Geschäft hätte seine eigenen Behältnisse, um Volumina zu messen, und seine eigenen Metall- oder Steinstücke, um das Gewicht der eingekauften Waren zu ermitteln. Während das eine Geschäft zwei Kupfergewichte Kalbfleisch zum Sonderpreis von 3 € verkaufte, würde ein anderes zum gleichen Preis drei Steingewichte Kalbfleisch anbieten. Der Käufer hätte auch bei sorgfältigem Vergleich der Angebote keine Vorstellung davon, welches das günstigere ist, es sei denn, er wüsste, wie sich das Kupfergewicht des einen Geschäfts zum Steingewicht des anderen verhält. Die einzige Möglichkeit, Angebote und Preise zu vergleichen, bestünde für den Käufer darin, beim Einkaufen stets sein eigenes Sortiment von Behältern und Gewichten mit sich zu führen (34). Bei Risiken hingegen akzeptieren wir, dass es keine einheitlichen Maßzahlen gibt, dass über Risiken ohne Angabe von Bezugsgrößen berichtet wird. Daher auch das kommunikative Chaos und als sein Ergebnis die Fülle absurder Meinungen und grotesker Vorstellungen über die Gefahren unserer Zeit.

Die den Einzelnen interessierende Frage: Wie hoch ist mein Risiko, in einer bestimmten Gefahrensituation verletzt oder getötet zu werden?, wird nicht einfach dadurch beantwortet, dass man Zahlen

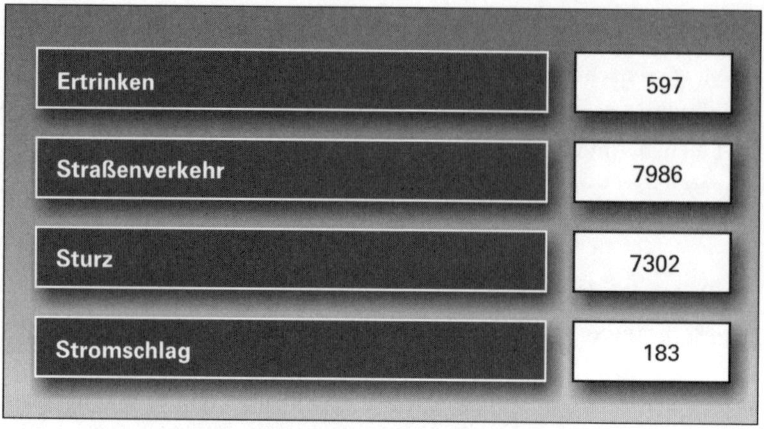
Ertrinken
597
Straßenverkehr
7986
Sturz
7302
Stromschlag
183

Abb. 1: Einige unnatürliche Todesursachen: Tote pro Jahr in Deutschland
Die Zahlen werfen mehr Fragen auf, als sie beantworten. Was uns an ihnen beeindruckt, ist vor allem die Höhe der Opfer: Wie können so viele Menschen ertrinken? Auf wen beziehen sich die 7986 Verkehrstoten, auf die Autofahrer, die Mitfahrer oder auf sämtliche Verkehrsteilnehmer? Oder auf soundso viele gefahrene Kilometer oder soundso viele gefahrene Stunden? Wie können 7302 Menschen zu Tode stürzen, hingegen „nur" 183 durch Stromschlag ums Leben kommen? Solche Zahlen sind nichts sagend, und wir können nichts aus ihnen lernen; trotzdem werden sie uns beständig vorgesetzt (60).

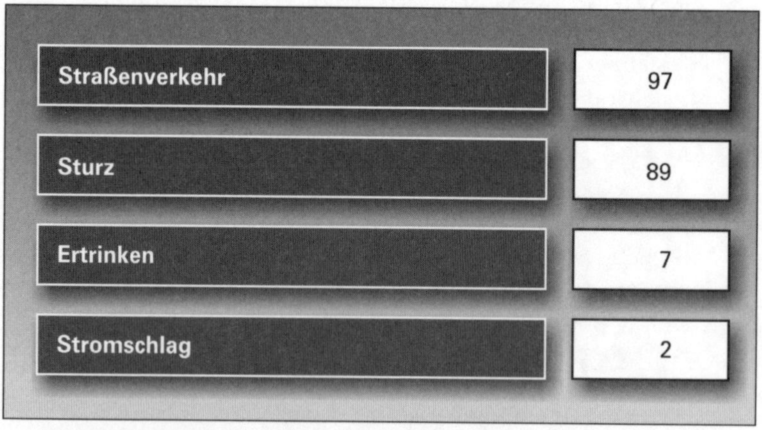
Straßenverkehr
97
Sturz
89
Ertrinken
7
Stromschlag
2

Abb. 2: Einige unnatürliche Todesursachen: Tote auf eine Million Menschen pro Jahr
Diese Grafik gibt über das Ausmaß der verschiedenen Todesursachen eine wesentlich verständlichere Information: Die Zahl der Opfer bezieht sich jeweils auf eine bestimmte Personenzahl – eine Million – und einen bestimmten Zeitraum – ein Jahr. Die Aufstellung ergibt bereits ein klares Bild über die Gefährlichkeit bestimmter Aktivitäten oder Situationen (60).

über Verletzte und Tote veröffentlicht (Abbildung 1). Um Risiko in seinen quantitativen Dimensionen begreifen zu können, ist es notwendig, dass der Schaden zahlenmäßig beschrieben wird. Dazu müssen die Angaben nach dem gleichen Muster erhoben werden (Abbildung 2). Die Beispiele zeigen, dass es nicht einfach genügt, die Zahlen von Opfern zu veröffentlichen, sondern dass wir ein Maß benötigen, das uns angibt, wie groß das Risiko, über das wir sprechen, überhaupt ist.

Nur wenn wir lernen, Risiken zu messen und sie mit Maßeinheiten zu versehen, können wir sie in unsere Begriffswelt einfügen, sie in der Reihenfolge ihrer Größe ordnen und für Entscheidungen Prioritäten setzen. Dann können wir auch vernünftig Diskussionen darüber führen, ob und zu welchem Preis Maßnahmen ergriffen werden müssen, damit Risiken reduziert werden. So wie wir Längen-, Flächen-, Raum- Hohlmaße und Gewichte haben, so benötigen wir auch für Risiken genaue Maßangaben.

Eigentlich ist es gar nicht so schwer, quantitative Messgrößen Laien verständlich zu machen. Das wahrscheinlich beste Beispiel hierfür ist die allseits bekannte Skala für Erdbeben eines gewissen Herrn Richter. Die Öffentlichkeit weiß, dass die Nachricht über ein Beben unvollständig ist, wenn nicht seine Stärke auf der „nach oben offenen Richterskala" mitgeliefert wird.

> Die der Richterskala zugrunde liegenden Messprinzipien von Erdbeben sind ziemlich komplex, die Zahlen, mit denen sie arbeitet, dagegen äußerst einfach. Und obwohl relativ wenig Menschen hierzulande einen persönlichen Bezug zu Erdbeben besitzen, so haben doch auch bei uns relativ viele für die Zahlen der Skala ein Empfinden bekommen. Selbst wenn der Einzelne nicht weiß, dass der Wert 6 auf der Richterskala ein zehnmal stärkeres Beben als der Wert 5 und ein 100-mal stärkeres als der Wert 4 anzeigt, so weiß er doch, dass bei 4 nicht viel passiert sein kann und bei 6 einiges passiert sein muss. Die Richterskala ist so erfolgreich, weil sie allgemein verständlich ist, aber auch, weil sie von den Medien konsequent verwendet wird (34).

In der Vorstellung, dass so eine Skala auch für die Berichterstattung über technische Zwischenfälle und Katastrophen nützlich wäre, habe ich gemeinsam mit dem amerikanischen Physiologen und Arzneimittelepidemiologen John Urquhart 1983 nach dem Vorbild der Richterskala eine Sicherheitsskala für die Einordnung von Risiken vorgeschlagen. Denn wenn, so sagten wir uns, die Leute entscheiden sollen, ob die Größe eines bestimmten Risikos akzeptabel ist oder nicht, dann besteht eigentlich der erste Schritt darin, Risiko zu quantifizieren und die Quantifizierung verständlich zu machen (34).

Und dies ist unser Verfahren: Es werden alle Menschen in einer Gruppe zusammengefasst, die mehr oder weniger dem gleichen Risiko ausgesetzt sind, also alle Passagiere eines Verkehrsflugzeuges, alle Drachenflieger, alle Frauen, die die „Pille" zur Empfängnisverhütung nehmen, oder auch – wenn es um ein Gemeinschaftsrisiko wie den Straßenverkehr geht – alle Menschen in der Bevölkerung. (Biostatistiker benutzen zur Charakterisierung einer Gruppe von Menschen, die sich in ausreichender Hinsicht ähnlich sind, um auch in gleicher Hinsicht behandelt werden zu können, den Ausdruck Kohorte.) Ihre Zahl wird durch die Anzahl der Opfer geteilt, die innerhalb eines bestimmten Zeitraums – zum Beispiel während eines Jahres – auftreten: Das Ergebnis dieses einfachen Rechenvorgangs ergibt die Größe der Gruppe, in welcher sich der Einzelne befindet (25, 34).

Ein Beispiel hierfür: Im Jahr 1999 starben in der Bundesrepublik Deutschland 80 Menschen an einer Meningokokkeninfektion.

Abb. 3: Einige unnatürliche Todesursachen: ein Toter jährlich auf so viele Menschen (60)

Statt zu sagen, dass die Todesquote 0,1 pro 100 000 pro Jahr ist, kann man verständlicher sagen, dass das Risiko für den Einzelnen, im Jahre 1999 an einer Meningokokkeninfektion zu sterben, 1:1 000 000 betrug.

Die Verständlichkeit dieses Verfahrens, Risiko zu quantifizieren, beruht auf der Gegenüberstellung von zwei Zahlen: Die Zahl 1 steht für das Opfer. Die andere Zahl bezeichnet die Größe einer Gruppe von Menschen, die ein bestimmtes Risiko miteinander teilen. In Abbildung 3 sind die Daten aus Abbildung 2 in dieser Form dargestellt.

Eine Gruppe von Menschen, die durch ein bestimmtes gemeinsames Risiko charakterisiert ist und während eines festgelegten Zeitraums ein Opfer hervorbringt, bezeichnen wir als Risikogemeinschaft. Je größer die Risikogemeinschaft, umso stärker ist das Risiko für den Einzelnen „verdünnt", je kleiner die Gruppe, umso stärker wird das Risiko für den Einzelnen „konzentriert". Es können für die Berechnung unterschiedliche Zeiträume herangezogen werden, jedoch ist es sinnvoll, entweder ein Jahr oder ein Ereignis zu wählen.

Weil nun zwischen den Größen von Risikogemeinschaften enorme Unterschiede bestehen, erscheint es zweckmäßig, die Gruppengrößen – ähnlich der Richterskala – auf eine logarithmische und somit komprimierte Skala zu übertragen (Abbildung 4).

Die Sicherheitsskala berücksichtigt Risikogemeinschaften von einer bis 100 Millionen Menschen und bewegt sich zwischen 0 (= geringste Sicherheit) und 8 (= höchste Sicherheit). Mit jeder ganzen Zahl auf der Skala nach oben oder unten erhöht beziehungsweise vermindert sich die Sicherheit um das Zehnfache. Die Skala ist nach oben offen, um anzudeuten, dass Sicherheit nur angestrebt, nie aber völlig erreicht werden kann. Einen numerischen Wert für absolute Sicherheit gibt es also nicht.

Um für eine bestimmte Gruppengröße den entsprechenden Sicherheitsgrad zu ermitteln, braucht man nur die Zahl der Nullen hinter der 1 zu zählen: Gruppengröße 1000 = 3 Sicherheitsgrade, Gruppengröße 1 000 000 = 6 Sicherheitsgrade.
Wie Abbildung 4 zeigt, benutzt die Sicherheitsskala zwischen den ganzen Zahlen Dezimalen. Jede Zunahme um eine 0.1-Einheit (einen Teilstrich) auf der Skala bedeutet eine etwa 20- bis 25-pro-

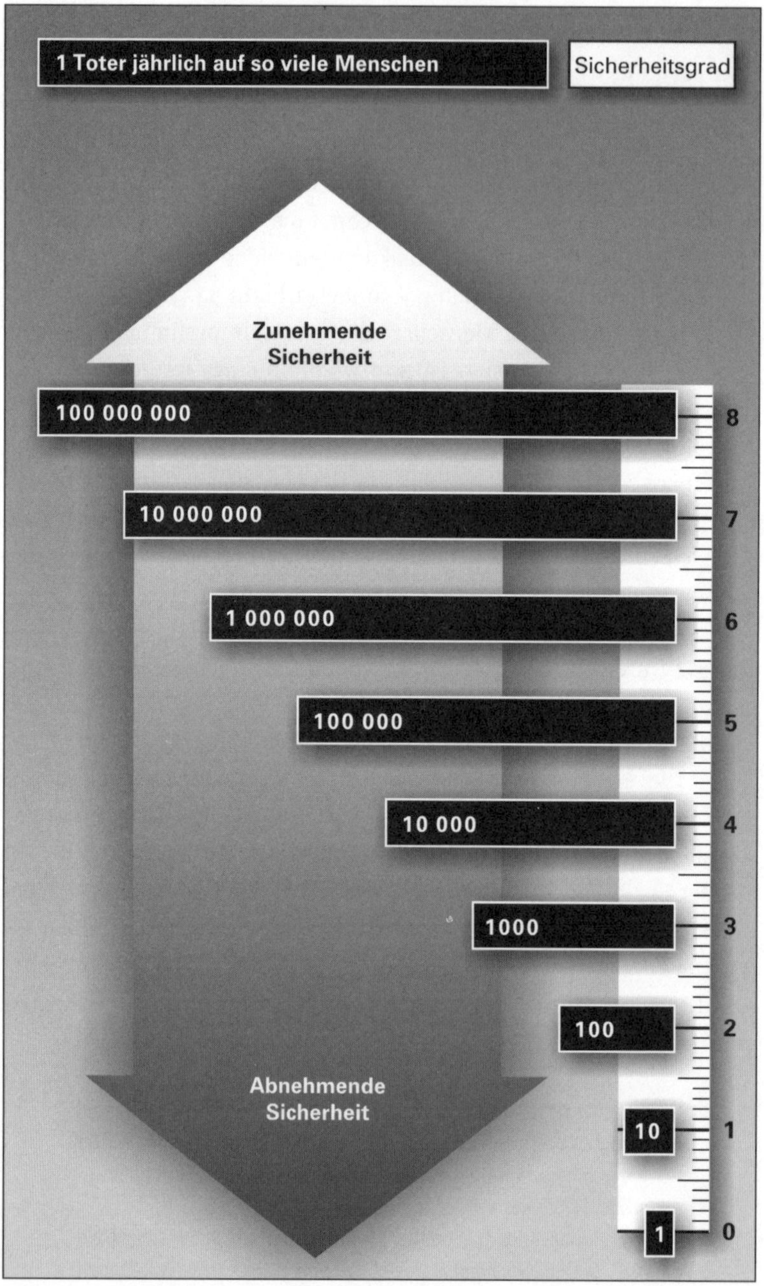

Abb. 4: Sicherheitsskala (nach K. Heilmann und J. Urquhart) (34)

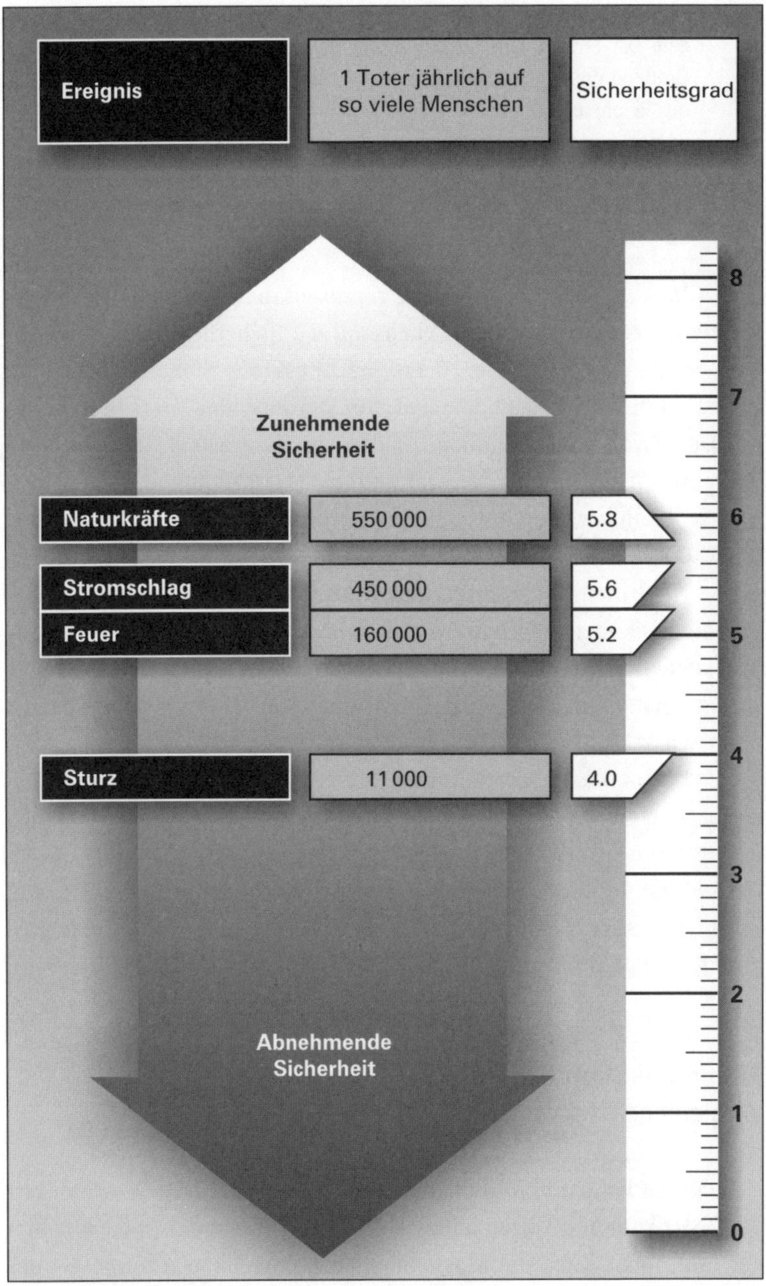

Abb. 5: Unfreiwillige Risiken des täglichen Lebens (60)

zentige Vergrößerung der Risikogemeinschaft, jede Abnahme um eine 0.1-Einheit eine Verkleinerung der Gruppe in der gleichen Größenordnung. Man kann aber auch sagen, dass es eine etwa 20- bis 25-prozentige Zunahme oder Abnahme irgendeines Risikos bedeutet. Eine weitere Unterteilung der Sicherheitsskala wäre möglich, ist jedoch bei der Größenordnung der Daten, mit denen bei der Bemessung von Risiken gearbeitet wird, wenig sinnvoll (34).

In Abbildung 5 sind einige repräsentative Beispiele für unfreiwillige Risiken des täglichen Lebens auf der Sicherheitsskala eingetragen. So ist beispielsweise zu ersehen, dass der Sicherheitsgrad für „Sturz" 4.0, für „Feuer" 5.2 und für „Stromschlag" 5.6 beträgt. Es ist also relativ wahrscheinlich, zu Tode zu stürzen (1:11 000), wesentlich unwahrscheinlicher, zu verbrennen (1:160 000), und noch unwahrscheinlicher, durch einen Stromschlag ums Leben zu kommen (1:450 000).

Natürlich gibt es Situationen mit einem so hohen Risiko, dass sich die Risikogemeinschaft bis auf 1 reduziert. Wenn man sich vor einen schnell fahrenden Zug wirft oder von der Golden-Gate-Brücke springt, hat man kaum eine Überlebenschance: Das Todesrisiko ist praktisch 1:1.

Dieses Risikobemessungsverfahren ist natürlich – wie schon einführend gesagt – nicht nur für Risiken geeignet, die zum Tode führen, es kann genauso auf solche angewandt werden, die „nur" unsere Gesundheit, Lebensqualität oder Daseinsfreude qualitativ beeinflussen, womit wir aber wieder in den Bereich kommen, wo das Subjektive (Empfindungen) mit dem Objektiven (Wahrheiten) in Konkurrenz tritt.

Kommunikation des Risikos
Vergleichen und verstehen

Neben dem Fehlen von Maßeinheiten liegt eine weitere Schwierigkeit der Risikokommunikation darin, dass das Schicksal der Opfer die Bürger und damit auch die Massenmedien immer mehr anrührt als das derjenigen, die nicht zu Opfern wurden.

Eine Schlagzeile wie „Zehn Tote durch Arzneimittel“ soll schockierend klingen, ist aber weitgehend nichts sagend. Es bleibt nämlich offen, wie viele Menschen überhaupt und in welchem Zeitraum mit dem Mittel behandelt wurden, also gefährdet waren, wie viele erkrankten und wieder gesund wurden und wie viele sich in der gleichen Situation wie die Opfer befanden, aber gesund blieben. Eine derartige Berichterstattung nenne ich „opferorientiert“: die Opfer werden gezählt und die Zahl der Überlebenden wird verschwiegen (21).

Zwar sagen die absoluten Zahlen von Opfern durchaus etwas aus, aber ein genaues Bild vom Ausmaß einer Schadenssituation ergeben sie nicht. Erst wenn man diese Zahlen mit einer gemeinsamen Bezugsgröße relativiert, erhält man die für Schlussfolgerungen notwendige Perspektive. Die Nachricht „20 Tote bei Flugzeugabsturz“ ist eine opferorientierte Teilinformation. Wird hingegen gleichzeitig berichtet, dass in dem voll besetzten Jumbojet 380 Passagiere überlebten, dann können wir uns auch die Dimension des Unglücks vorstellen. Der Vergleich ist also wichtig, nicht nur für die Sicherheitsforschung, sondern auch für die Kommunikation mit der Öffentlichkeit.

Ein anderes Beispiel: Statistiken zeigen, dass in der Bundesrepublik Deutschland (alte Bundesländer) 1970 im Straßenverkehr 2167 Kinder getötet wurden, 1985 hingegen 460 Kinder. Aus der Gegenüberstellung der absoluten Zahlen könnte man also schließen, dass es 1985 fast fünfmal weniger Opfer gegeben hat als 1970. Eine solche Schlussfolgerung ist jedoch erst dann möglich, wenn man weiß, wie viele Kinder es überhaupt in jedem der beiden Jahre bei uns gegeben hat. Und dies ist die tatsächliche Situation: 1970 zählte man 14 Millionen Kinder; das Risiko für ein Kind, damals im Straßenverkehr getötet zu werden, betrug 1:6500. Im Jahr 1985 gab es nur noch etwas mehr als 9 Millionen Kinder, sodass das kindliche Risiko, im Straßenverkehr getötet zu werden, etwa 1:20 000 betrug. Das bedeutet, dass sich die Zahl der Kinderopfer im Straßenverkehr zwar verringert hat, aber nicht um den Faktor fünf, sondern lediglich um den Faktor drei (30).

Ein weiterer Grund, warum das Ausmaß von Risiken – vor allem der seltenen – so falsch beurteilt wird, liegt darin, dass es der

Öffentlichkeit oft nur als „relatives Risiko" mitgeteilt wird. Da seltene Gefahren nicht zu denen des täglichen Lebens gehören, der Einzelne zu ihnen keine Beziehung besitzt und über das absolute Risiko Unklarheit herrscht, werden sie meist überschätzt.

> Die Mitteilung, der Preis für Fleisch habe sich verdoppelt, der von Schuhbändern aber verzehnfacht, macht einer Hausfrau durchaus klar, dass sich die zweifache Fleischverteuerung stärker als die zehnfache Schuhbänderverteuerung auf ihr Haushaltsgeld auswirken wird. Anders verhält es sich mit dieser Information: „Zigarettenrauchen erhöht das Risiko, am Herzinfarkt zu sterben, um das 2,7fache, das Risiko, dem Lungenkrebs zu erliegen, um das 15fache." Beide Aussagen sind richtig. Da aber nur der Fachmann das absolute Risiko des Zigarettenrauchens für Herzinfarkt und Lungenkrebs kennt, müssen diese relativen Risikoangaben beim normalen Bürger zu der Annahme führen, dass das Zigarettenrauchen zu wesentlich mehr Opfern durch Krebs als durch Infarkt führe. Das Gegenteil aber ist der Fall: Zigarettenrauchen verursacht (in der westlichen Welt) sehr viel mehr Infarkt- als Krebs-Todesopfer (23).

Die Sicherheitsskala vermeidet solche Konfusionen. Der Verlust einer Einheit auf der Skala ist gleichbedeutend mit einem zehnfachen Sicherheitsverlust beziehungsweise einem zehnfachen Risikoanstieg. Aber der Gebrauch der Sicherheitsskala informiert darüber, ob sich eine Veränderung zwischen 6 und 5, eine Veränderung mit geringen, oder zwischen 4 und 3, eine mit starken Auswirkungen für uns, abspielt. Eine Verdoppelung der jährlichen Todesrate durch Verzehr salmonellenhaltiger Nahrung würde auf der Skala den Sicherheitsgrad von 6.4 (1:1 250 000) nach 5.8 (1:625 000), eine gleiche Zunahme der Todesrate durch Lungenkrebs den Sicherheitsgrad von 3.3 (1:2200) nach 3.0 (1:1100) verändern.

Was müssen wir aus diesen Beispielen lernen? Dass wir die Bedeutung des Unterschieds zweier Risiken oder das Ansteigen beziehungsweise Abfallen eines Risikos überhaupt erst dann richtig beurteilen können, wenn wir wissen, in welchen Größenordnungen sich eine Veränderung abspielt. Der Öffentlichkeit wäre sehr damit gedient, wenn über Risiken, besonders über die kleinen, so berichtet würde, dass das Ausmaß der Gefahr erkennbar wird. Vor allem aber sollten wir uns angewöhnen, Informationen zu ignorieren, die nur die Opfer erwähnen, die Überlebenden aber unberücksichtigt lassen.

So wie man Risiken messen kann, so kann man sie auch miteinander vergleichen, vorausgesetzt, sie werden nach den gleichen Grundsätzen erhoben. Risikovergleiche vermitteln anschauliche Bilder und brauchbare Perspektiven, ein Grund übrigens, warum sie bei vielen Systemkritikern und Journalisten nicht besonders beliebt sind. Meist wird gegen sie eingewendet, Äpfel könnten nicht mit Birnen verglichen werden. Natürlich können sie das, aber die Vergleiche müssen Sinn machen. Zum einen darf man nicht Risiken, die man beeinflussen kann – also die freiwilligen Risiken – mit solchen vergleichen, die unfreiwillig sind und denen man mehr oder weniger hilflos ausgesetzt ist. Zum anderen müssen die Bezugsgrößen stimmen. Da universelle Risiken in denselben Einheiten ausgedrückt werden wie die individuellen, kann für ein individuelles Risiko die Gesamtbevölkerung nur dann als Bezugsgröße herangezogen werden, wenn auch tatsächlich die gesamte Bevölkerung als gefährdet anzusehen ist (17).

So ist es beispielsweise unsinnig, die Todesfälle beim Segelfliegen, bei der Arbeit im Kohlebergbau oder durch Medikamenteneinnahme auf die gesamte Landesbevölkerung statt auf die Zahl der tatsächlich Gefährdeten zu beziehen – auf die Segelflieger, die Bergleute und die Medikamentenanwender. Wenn man aber vergleichbare Risiken auswählt und sie zueinander in Beziehung setzt, kann man über die Dimensionen von Gefahren brauchbare Vorstellungen erhalten.

In Abbildung 6 sind in die Sicherheitsskala einige freiwillige Risiken des täglichen Lebens und in Abbildung 7 Risiken aus dem Gesundheitsbereich eingezeichnet. Relativ unwahrscheinlich ist es, beim Radfahren ums Leben zu kommen (1:165 000), schon wahrscheinlicher, sich zu Tode zu trinken (1:8000), und äußerst wahrscheinlich, sein Leben durch Rauchen zu verkürzen (1:600). Die Wahrscheinlichkeit, direkt oder an den Folgen der Infektionskrankheit Tuberkulose zu sterben, liegt heute bei 1:130 000, während einer von 470 Menschen (!) an koronarer Herzkrankheit stirbt. Bezogen auf die Gesamtbevölkerung nimmt für einen von 140 000 Menschen die Immunschwächekrankheit Aids einen tödlichen Ausgang.

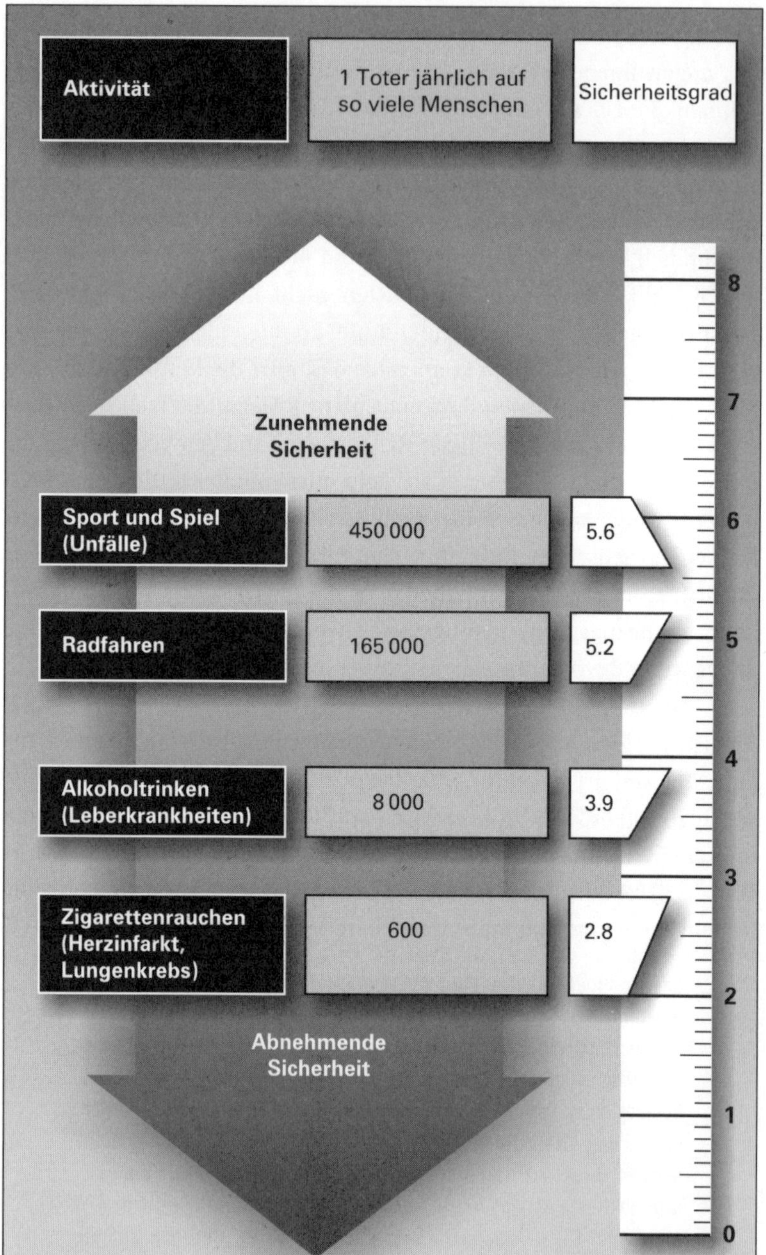

Abb. 6: Freiwillige Risiken des täglichen Lebens (60)

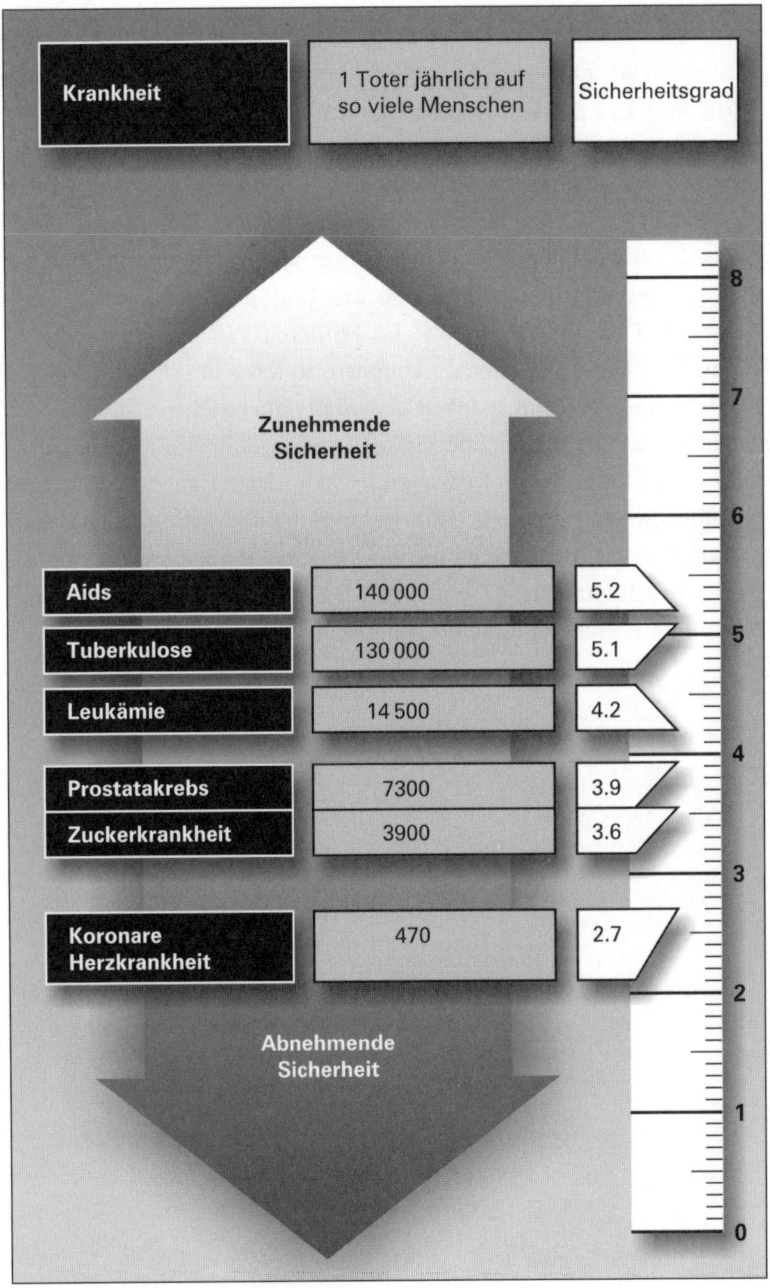

Abb. 7: Gesundheitsrisiken (60)

Wenn man einem durch Schreckensnachrichten verunsicherten Patienten klar macht, dass allgemein betrachtet das Risiko, an einem Arzneimittel zu sterben, etwa so groß ist, wie zu ertrinken oder mit dem Fahrrad tödlich zu verunglücken, so vermittelt ein solcher Vergleich – auch wenn er Ungenauigkeiten in sich birgt – doch eine recht gute Vorstellung von der Dimension des allgemeinen Arzneimittelrisikos. Oder wenn man einem ängstlichen Flugpassagier sagt, dass das Risiko, während einer Flugreise in den USA getötet zu werden, genauso groß ist wie das Risiko, im Mittleren Westen des Landes in einem Hurrikan ums Leben zu kommen, so muss ihn dieser Vergleich nicht beruhigen, kann es aber. Jedenfalls aber stellt er für die von jedem selbst vorzunehmende Risikoabwägung eine brauchbare Information dar. Mithilfe von Risikovergleichen lernen Experten und Laien einander besser verstehen. Nur wenn es beiden gelingt, bei gesellschaftlich relevanten Fragen die gleiche Sprache zu sprechen, können wir als Gesellschaft sicher sein, dass wir bei einer für die Gemeinschaft relevanten Entscheidung auch von der gleichen Sache ausgehen.

Der Wandel der Risiken

Von Risiken ständig bedroht

Es ist kein Paradies, in dem wir leben

Vor gut zwei Millionen Jahren erschien auf der Erde eine Art von Wirbeltier, dem man keine gute Überlebensprognose geben konnte. Für das Leben zu Land wenig geeignet, zum Fliegen und Schwimmen kaum fähig, keine Federn, keine Schwimmflossen, nur kümmerlich behaart. Die neue Art war wenig wehrhaft, hatte keine Krallen, kaum Reißzähne, keine Giftdrüsen. Einzeln und in freier Wildbahn waren seine Überlebensaussichten nicht groß. Doch dieses Lebewesen vermehrte sich rasch und bildete Herden. Vor allem aber nutzte es jedes Hilfsmittel, das ihm die Natur bot. Es fertigte Werkzeuge an und erlernte den Umgang mit dem Feuer. Dieses Wesen war der Mensch.

Glauben wir also nicht, dass die Natur nur für den Menschen geschaffen sei. Sie bietet ihm eher kärgliche Existenzbedingungen. Unser Leben spielt sich ab zwischen den Fluten der Ozeane, Wüsten und Polareismassen und wird von Erdbeben und Vulkanausbrüchen, von Hungersnöten, Epidemien und Krankheiten bedroht. Darüber hinaus verursachen wir auch selbst noch ständig Zwischenfälle, die uns gefährlich werden können, und führen Kriege. Nein, es ist kein Paradies, in dem wir leben (5).

Doch haben wir uns mit diesem allem abgefunden und uns auf dieser unserer Erde ganz gut eingerichtet. Die großen Bedrohungen der Natur haben wir einigermaßen im Griff und sind nun ängstlich bemüht, die Welt so zu bewahren, wie wir sie uns geschaffen haben.

Geblieben als Problem sind vor allem unsere Ängste. Nicht alle sind real. Als die Menschen mit Hungersnöten und Epidemien, Kriegen und Naturkatastrophen noch ständig leben mussten, waren sie an diese gewöhnt. Katastrophen waren höhere Gewalt, Krankheit und frühzeitiger Tod waren Schicksal, Vorsehung oder göttliche Strafe. Die religiös fundierte Weltanschauung unserer Vorfahren hatte zu einer inneren Stabilität geführt, die selbst das schlimmste Wüten von Pest,

Hunger und Krieg nicht so leicht aus dem Gleichgewicht zu bringen vermochte. Dieser Gleichmut ist uns verloren gegangen, seit wir das Jenseits durch das Diesseits ersetzt haben. Die frühere reale tägliche Furcht vor den jahrhundertealten Geißeln der Menschheit haben wir gegen die vagen und undefinierbaren Ängste vor einer Vielfalt kleiner und oft eingebildeter Gefahren eingetauscht, mit denen wir emotionell unsere Schwierigkeiten haben (17).

Noch nie sind die Menschen in den Industrienationen so risikobewusst gewesen wie heute. Nachdem es in der Vergangenheit gelungen ist, viele große Bedrohungen zu verringern oder gänzlich zu beseitigen, werden uns heute die kleinen Risiken umso mehr bewusst. Niemals zuvor hat man besser und sicherer, gesünder und länger gelebt als heute. Und wem es gut geht, der will das Erreichte nicht wieder verlieren, der empfindet kleine Gefahren leicht als große Bedrohungen.

Andererseits ist sicher nicht zu leugnen, dass es auch neue Probleme gibt, mit denen wir Bekanntschaft machen, grenzüberschreitende und generationenüberspannende Zivilisationsschäden, vor allem an der Umwelt, die sich kaum noch unter höhere Gewalt einordnen lassen. Schon das Eingeständnis, dies oder jenes vorher gewusst zu haben, empfinden wir als unangenehm, denn wir müssten uns ja selbst anklagen. Wenn wir aber gar zugeben sollen, selbst am Geschehen Anteil, die Umwelt aus Trägheit oder Nachlässigkeit belastet zu haben, dann beginnen wir zu suchen, ob sich die Schuld nicht doch jemand anderem anlasten lässt, etwa der Regierung, den Industrien oder den Zeitumständen.

Wir sind also in die Zwickmühle geraten. Wir sehen die Schäden, möchten aber um alles in der Welt unser Verhalten nicht ändern, wollen von den Industrien leben, die Umwelt durch sie aber nicht verschmutzen lassen, beklagen die Auswirkungen des Massenverkehrs, wollen aber auf die individuelle Mobilität nicht verzichten.

Das Janusgesicht der Technik, jetzt erst wird es uns so recht bewusst. Chemische Technologien, die tief in die natürlichen Prozesse einzugreifen vermögen, haben sich als heilend und korrigierend, aber auch als zerstörerisch erwiesen. So denken viele wehmütig an eine Zeit zurück, in der das Leben angeblich sicher und unkompliziert war. Und manche verlassen die von Technik und Chemie zerstörte Welt, um in einer anderen, noch „natürlichen" Welt neu zu beginnen, wo sie den Entwicklungen der Zeit zu entkommen und risikolos zu leben versuchen.

Wenn sich heute viele Menschen in einer Antihaltung zur bestehenden Industriegesellschaft befinden und gerade auch den chemischen Produkten skeptisch, ängstlich, ratlos oder ablehnend gegenüberstehen, so ist dies auch eine Folge der enormen Verbesserung der Lebensbedingungen, die sie uns gebracht haben. Heute kann man es sich in den Industrienationen leisten, über Mängel und Probleme von Chemikalien nachzusinnen, die in der ersten Hälfte dieses Jahrhunderts überhaupt nicht wahrgenommen wurden und in ihrer Tragweite auch nicht vorauszusehen waren. Damals waren die Menschen auf jeglichen technischen Fortschritt stolz, auch auf die wirksamen Medikamente (20).

Arzneimittel wurden vorbehaltlos akzeptiert, man sah vorwiegend die mit ihnen verbundenen Chancen und weniger ihre Risiken. Wenn die Pillen damals nicht als bittere Pillen, sondern als Segen ohne Gefahren angesehen wurden, so einfach deshalb, weil die Krankheitsgefahren von damals den Menschen gar keine andere Wahl ließen (20). Gesagt sei damit vor allem dies: Die Diskussion über die Risiken von heute und morgen kann vernünftigerweise nur vor dem Hintergrund der Risiken von gestern geführt werden.

Todesursachen einst
Woran man damals starb

Wie gut war sie eigentlich, die „gute alte Zeit"? Sie war, um das Leben im europäischen Mittelalter zu beschreiben, kurz, dreckig und grausam.

Das Leben in den Städten spielte sich in einem Brei von menschlichen und tierischen Exkrementen und Küchenabfällen ab, in dem tote oder verendende Tiere verwesten. In diesem unbeschreiblichen Schmutz keimten Krankheiten und Seuchen, die eine permanente tödliche Gefahr bedeuteten und nicht weniger Opfer unter den

Bürgern forderten als blutige Kriege, in denen mehr Menschen an Krankheiten starben als an den Kampfhandlungen selbst (5).

Die gesundheitlichen Verhältnisse aus heutiger Sicht waren katastrophal: Hunger und Kälte schwächten den Menschen, schwere körperliche Arbeit ruinierte die Gesundheit. Ein vereiterter Zahn war eine unerträgliche Qual, eine Blinddarmentzündung meist tödlich. Angehörige und Ärzte mussten hilflos zusehen, wie Mütter am Kindbettfieber starben, Kinder von der Rachitis verstümmelt oder von der Kinderlähmung zu Krüppeln gemacht wurden, Männer und Frauen am rheumatischen Fieber oder der Tuberkulose zugrunde gingen (5).

Die großen Pest-Epidemien wüteten in Europa sporadisch vom 14. bis ins 17. Jahrhundert, in Indien und China noch bis Anfang des 20. Jahrhunderts. Erst seit dem Zweiten Weltkrieg ist in unseren Gegenden die Pest völlig ausgerottet (17).

Der Kampf gegen Infektionen und Seuchen, die Killerkrankheiten von damals, und damit gegen den frühzeitigen Tod, zog sich über Jahrhunderte hin. Erste Erfolge stellten sich ein, als die Menschen in den Industrieländern die Grundregeln von Hygiene und Gesundheitspflege verstanden und akzeptiert hatten. Später haben vor allem chemische Technologien zu weiterem Erfolg beigetragen: Chemikalien sorgten für Hygiene und Desinfektion, für ein rasches und reicheres Wachstum der Saat und größere Ernteerträge. Chemische Verfahren halfen, Nahrungsmittel haltbarer zu machen. Und schließlich haben sie Arzneimittel hervorgebracht, die den einstmals tödlichen Seuchen die Gefahr nahmen.

Eine der verbreitetsten Infektionskrankheiten, die Lungentuberkulose oder Schwindsucht, die bis in die Neuzeit ihre Opfer in allen Gesellschaftsschichten forderte und noch bis Anfang des 20. Jahrhunderts in den USA die häufigste Todesursache überhaupt war, hat in den Industrieländern dank der Verfügbarkeit der Antibiotika keine große Bedeutung mehr.

Auch andere Infektionskrankheiten, welche Geißeln früherer Zeiten waren, sind heute praktisch verschwunden. Die Cholera tritt bei uns als Todesursache nicht mehr auf. Seit 1927 gab es in der Schweiz keinen Todesfall infolge Pocken mehr, und die Weltgesundheitsorganisation (World Health Organisation, WHO) konnte 1984 sogar die weltweite Ausmerzung dieser Infektionskrankheit melden. Der Typhus kommt noch vereinzelt im fortgeschrittenen Alter vor.

Wie viele Infektionskrankheiten heute ihren Schrecken verloren haben, kann noch durch einige weitere Zahlen angedeutet werden. Im Jahre 2000 starben bei uns insgesamt 51 Personen an Syphilis (wieder zunehmend), vier an Masern, acht an Kinderlähmung (akute Poliomyelitis) und eine Person an Diphtherie. Angesichts dieser Tatsachen ist es mehr als verblüffend, dass viele Menschen in den hoch zivilisierten Ländern glauben, sie seien heute Gesundheitsrisiken von nie da gewesenem Ausmaß ausgesetzt, und einer vermeintlich unbeschwerten Zeit nachtrauern. Ob aber viele sich ernsthaft in eine Zeit ohne moderne Gesundheitsversorgung zurücksehnen, ohne Antibiotika, ohne Insulin, ohne Hormone, blutdrucksenkende oder gar schmerzstillende Medikamente? Wohl kaum!

Wandel der Lebensbedingungen
Die Zeiten ändern sich

Es ist eine unabänderliche Tatsache des Lebens, dass jeder Mensch sterben muss, die Unsicherheit liegt lediglich im „Wann" und „Wie". Das „Wann" des Sterbens aber hat im 20. Jahrhundert allein durch die Anwendung moderner Technologien eine gewaltige Veränderung erfahren: Das Leben wurde verlängert, und dies nicht auf die schlechteste Weise.

Während früher eines von zehn Kindern im ersten Lebensjahr starb, ist es heute nicht einmal eines von 100. Und nur jedes hundertste Kind stirbt vor dem zwanzigsten Lebensjahr (3).

Heute stirbt von 10000 Frauen weniger als eine während der Schwangerschaft oder Geburt, vor der Jahrhundertwende traf dieses Schicksal in den führenden Kliniken Europas jede dritte Schwangere (23).

In Deutschland betrug zu Ende des 19. und Beginn des 20. Jahrhunderts die mittlere Lebenserwartung etwa 45 Jahre (1900: Männer

42 Jahre, Frauen 46 Jahre). Sie nahm dann rasch weiter zu und liegt heute für Männer bei 74,0 und für Frauen bei 80,3 Jahren, was einem Anstieg um 75 % entspricht (3).

Diese Entwicklung war jedoch nicht kontinuierlich. Der wesentliche Anstieg hat vor allem in der Zeit des 20. Jahrhunderts stattgefunden, in der es gelang, die Säuglingssterblichkeit zu senken und die Infektionskrankheiten erfolgreich zu bekämpfen. In den letzten 25 Jahren des vergangenen Jahrhunderts hingegen betrug die Zunahme der Lebenserwartung nur noch etwa 6 Jahre.

Der Einzelne wird also nicht immer älter, aber immer mehr Menschen werden alt.

Zu den wichtigsten Faktoren, die unserer heutigen hohen Lebenserwartung zugrunde liegen, zählen die verbesserten Hygienemaßnahmen, eine genügende und gesündere Ernährung, Fortschritte im Gesundheitswesen, Verbesserung der wirtschaftlichen Verhältnisse im Einzelnen wie im Ganzen sowie ein gestiegener Bildungsstand und damit ein verbessertes Gesundheitsbewusstsein. Auf einen Nenner gebracht, kann man sagen, dass günstige materielle Lebensbedingungen die Voraussetzung für gute Gesundheit und damit ein langes Leben sind.

In einer eingehenden Studie, welche die Lage in 150 Ländern mit insgesamt mehr als 99 % der Weltbevölkerung erfasste, wurde versucht, die relative Bedeutung verschiedener Faktoren auf die Gesundheit abzuklären. Danach scheint eine hohe Lebenserwartung (also auch eine geringe Säuglingssterblichkeit) am stärksten mit der Intensität der medizinischen Betreuung (charakterisiert durch die Anzahl Personen pro Arzt oder Krankenhausbett) zusammenzuhängen, dann mit dem Bildungsstand (Indikator: Bruchteil der Personen über 15 Jahren, die lesen und schreiben können) sowie schließlich mit dem Energieverbrauch pro Kopf der Bevölkerung (zit. n. 17).

Sparmaßnahmen im Gesundheitswesen können sich also auf die Volksgesundheit und sogar auf die allgemeine Lebenserwartung negativ auswirken.

Da die Säuglingssterblichkeit auf ein kaum noch zu verbesserndes Niveau abgesunken ist und man die Infektionskrankheiten im

Großen und Ganzen gut im Griff hat, ist auch nicht zu erwarten, dass die Lebenserwartung im 21. Jahrhundert ebenso wie im 20. Jahrhundert um 75% steigt.

In Ländern wie der Schweiz, Großbritannien und Frankreich sowie in den USA und Japan liegt die durchschnittliche Lebenserwartung auf ähnlicher Höhe wie bei uns (17). In vielen anderen Ländern der Welt aber liegt sie auch heute noch wesentlich niedriger, in Lateinamerika bei 60 und in Asien bei 50 Jahren.

Nicht nur die statistisch zu erwartende Dauer unseres Lebens, auch die *Lebensqualität* ist heute höher als je zuvor. Wenn gerade sie oft als unzureichend beklagt wird, so hängt dies damit zusammen, dass Lebensqualität ein subjektiv empfundener, mit persönlichen Vorstellungen und Einstellungen eng verknüpfter Wert ist, und auch unsere Ansprüche im Vergleich zu früher wesentlich zugenommen haben.

Tatsache ist, dass das materielle Leben der Menschen in den technisch fortgeschrittenen Ländern verbessert wurde, und zwar nicht nur das von einigen, sondern das aller. Durch bessere und mehr Nahrungsmittel, nützliche Gebrauchsgüter, ausreichendes Einkommen und umfassende soziale Sicherung, durch Verbesserung der medizinischen Versorgung, Erleichterung der Arbeit sowie Erweiterung der Bildungsmöglichkeiten, des Freizeitangebots und der räumlichen Beweglichkeit hat die Bevölkerung heute einen nie gekannten Lebensstandard erreicht.

Lebensqualität – verallgemeinernd ausgedrückt – bedeutet im Wesentlichen die Abwesenheit von existentieller Not, die Freude an Gesundheit in einer intakten Welt und einen ausreichenden Freiraum für Individualität und Kreativität. Industrieerzeugnisse wie Autos und Fernsehgeräte, Kunststoffe und Arzneimittel sind für die meisten Menschen Voraussetzung für ein materiell reicheres und gesünderes Leben.

Eine dauerhafte technologisch-technische Weiterentwicklung bietet auch in Zukunft die Chance für ein attraktives Leben, verbunden allerdings mit dem Risiko, dass auch unerfreuliche oder sogar schädliche Begleitumstände auftreten können.

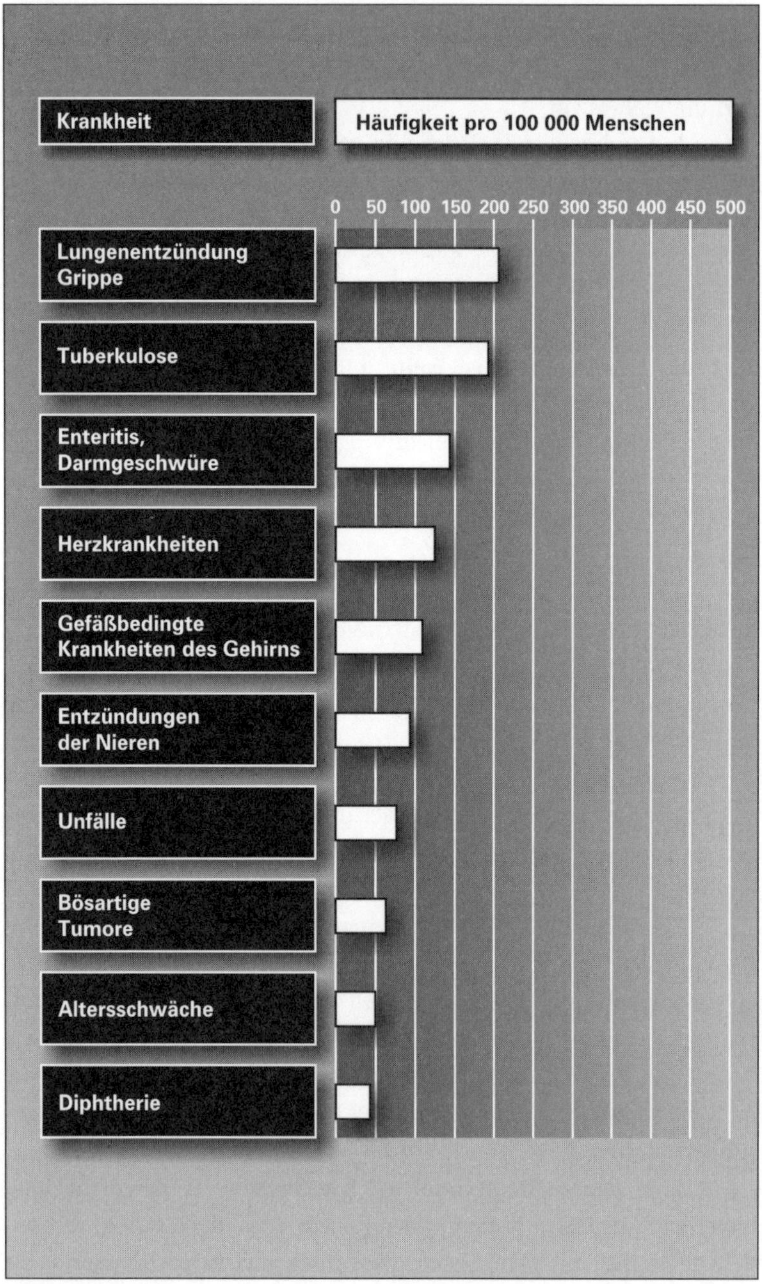

Abb. 8: Todesursachen (Wende des 19./20. Jahrhunderts) (34)

Todesursachen jetzt
Woran wir heute sterben

Fortschritte der Hygiene, Chemie und Medizin bewirkten, dass sich das Bild von Krankheit und Tod im Laufe der Geschichte veränderte. Noch bis zu Beginn des 20. Jahrhunderts gingen von Infektionen die größten Gefahren aus: An Infektionskrankheiten des Atmungs- und des Verdauungssystems starben etwa viermal so viele Menschen wie an Herz-Kreislauf-Krankheiten (Abbildung 8). Heute stehen in den Industrienationen die chronischen und degenerativen Krankheiten im Vordergrund: Bluthochdruck und Gefäßsklerose, auf deren Boden sich Krankheiten des Herzens, der Nieren und des Gehirns entwickeln, sowie die bösartigen Tumoren, also Krebs (Abbildung 9). In neuester Zeit entsteht der Eindruck, dass auch Infektionen wieder im Kommen sind, was sich allerdings noch nicht quantitativ in den Sterbetabellen ausdrückt.

Immer mehr Krankheitserreger werden gegen mehrere Antibiotika gleichzeitig unempfindlich. Jeder Erreger hat inzwischen Varianten entwickelt, die gegen mindestens eine der rund 100 Antibiotikaarten resistent sind. Bakterien lernen schnell, in einer für sie feindlichen Umwelt zu überleben. Sie können ihre Erbsubstanz umprogrammieren und in veränderter Form weitergeben. Bis die Medizin im Wettlauf mit der Krankheit dann das richtige Mittel gefunden hat, kann es für viele Patienten schon zu spät sein.

Die im Folgenden besprochenen wichtigsten Krankheitsgruppen und Einzelkrankheiten sind Teil der Internationalen Klassifikation der Krankheiten, Verletzungen und Todesursachen (International Classification of Diseases, ICD), in der die Weltgesundheitsorganisation in 16 Kapiteln über 700 Krankheitsgruppen mit insgesamt rund 2000 einzelnen Krankheitspositionen aufführt.

Bei den für die Sterblichkeit genannten Zahlen handelte es sich um so genannte Sterbeziffern, welche angeben, wie viele Todesfälle gemäß den Todesfallstatistiken als Folge einer bestimmten Todesursache pro Jahr in einem durchschnittlichen Kollektiv von 100 000

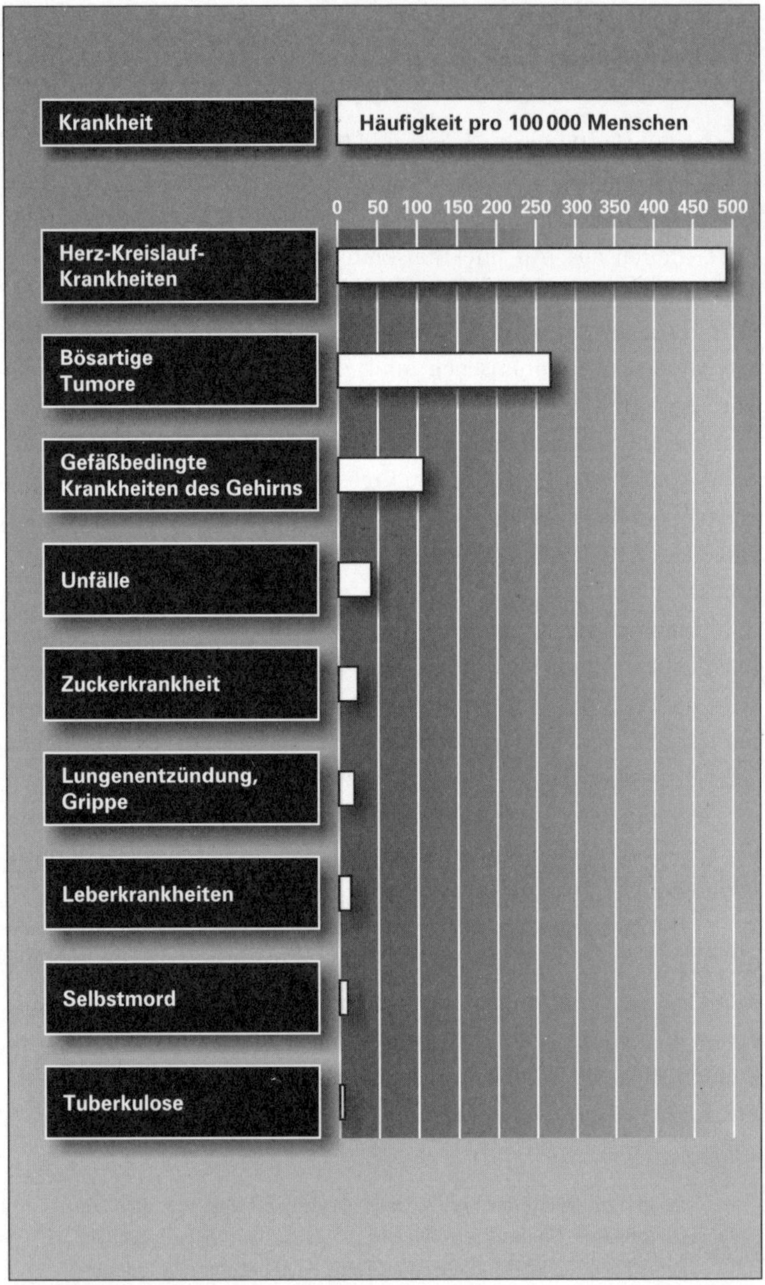

Abb. 9: Todesursachen (Gegenwart) (60)

Personen der Bevölkerung eingetreten sind. In der Regel schließt dieses Kollektiv Personen beiden Geschlechts und aller Altersstufen ein, und zwar in derjenigen Verteilung, welche der Zusammensetzung der Bevölkerung des betreffenden Landes entspricht. Diese Sterbeziffern stellen einen nützlichen Maßstab dar, um die zeitliche Entwicklung einer Todesursache in der Gesellschaft verfolgen oder um Vergleiche zwischen verschiedenen Ländern anstellen zu können. Nicht geeignet hingegen sind sie, wenn die Höhe einer bestimmten Todesursache in einer bestimmten Gruppe von besonders gefährdeten Personen ausgedrückt werden soll. Hier sollte die Sterbeziffer – wie bei jedem anderen Risiko auch – auf die Zahl der tatsächlich gefährdeten Personen bezogen werden (17).

Welche Ursachen sind nun heute für das Sterben in unseren industriellen Gesellschaften hauptsächlich verantwortlich?

Etwa die Hälfte aller Todesfälle (Deutschland 47%, Großbritannien 50%, Schweiz 45%) beruht auf Herz-Kreislauf-Krankheiten. An zweiter Stelle der Todesbilanz stehen bösartige Tumoren. Krebs ist in Deutschland, Großbritannien und der Schweiz für etwa ein Viertel aller Todesfälle verantwortlich. Koronare Herzkrankheiten und Krebs zusammen bestimmen die Sterblichkeit in diesen drei Ländern bereits zu mehr als 70%. Alle anderen krankheitsbedingten Ursachen des Todes stehen demgegenüber deutlich zurück.

Für die verbleibenden Todesfälle ist der vorzeitige, nicht natürliche Tod als Folge von Unfällen, Mord oder Selbsttötung verantwortlich. Diese Todesursachen, für die sich aber gerade die Medien und ein Großteil der Bevölkerung so sehr interessieren, haben einen Anteil von weniger als 10% (17).

Betrachten wir nun die häufigsten Todesursachen etwas genauer: Bei den *Herz-Kreislauf-Krankheiten* betreffen etwa drei Viertel das Herz und ein Viertel die Blutgefäße. Mit zunehmendem Alter nehmen Herz-Kreislauf-Krankheiten zu und führen immer häufiger auch zum Tod.

Von den Krankheiten, die das Herz betreffen, stehen jene an der Spitze der Todesursachen, die durch Verengung oder Verschluss der den Herzmuskel ernährenden Herzkranzgefäße gekennzeichnet sind: die koronaren oder ischämischen Herzkrankheiten.

Bis wir genau wissen, was zu ihrer Verhinderung getan werden kann, müssen wir uns an den Wissensstand von heute halten. So ist die Wahrscheinlichkeit, an einer Herz-Kreislauf-Krankheit zu sterben, nicht nur stark vom Alter, sondern auch vom Lebensstil abhängig. Neben dem Rauchen sind als besondere Risikofaktoren hoher Blutdruck und ein hoher Cholesterinspiegel zu nennen. Bewegungsarmut und Übergewicht stehen mit diesen Risikofaktoren wiederum in engem Zusammenhang.

Dass auch andere Faktoren, wie etwa andauernder beruflicher Stress, eine Rolle spielen, lässt sich beispielsweise aus den deutlichen regionalen und berufsbedingten Unterschieden erkennen. So ist in den französischsprachigen Regionen der Schweiz die Sterberate infolge Kreislauferkrankungen um rund 20% niedriger als in der deutschen und italienischen Schweiz. Auch wurde festgestellt, dass das Kreislaufrisiko im Dienstleistungssektor und bei Managern am höchsten ist (17).

Das Risiko, wegen einer *Krebskrankheit* frühzeitig zu sterben, hat zugenommen. Nimmt man alle Krebsarten zusammen, so weisen die Gesamtzahlen der jährlichen Todesfälle einen deutlich steigenden Trend auf. Dieser Anstieg ist allerdings hauptsächlich auf die zunehmende Alterung der Bevölkerung zurückzuführen, denn die meisten Krebsarten treten vorwiegend in fortgeschrittenem Alter auf.

Wird hingegen in der Statistik eine Alterskorrektur vorgenommen, so zeigt die totale Sterblichkeit an Krebs bei Frauen wie Männern einen generell fallenden Trend. Dies heißt, dass der Anstieg der globalen Todesraten allein auf die zunehmende Alterung von Frauen und Männern in der Bevölkerung zurückzuführen ist. In diesem (wichtigen!) Unterschied zwischen globalen Sterbeziffern und alterskorrigierten Sterberaten ist übrigens auch der Grund zu sehen, weshalb es immer wieder zu (oft bewusst) widersprüchlichen Aussagen über die Entstehung und Häufigkeit von Krebs kommt.

Die einzige Krebskrankheit, die in den letzten Jahren dramatisch zugenommen hat, ist die des Atemwegssystems, also der *Lungenkrebs*, wohingegen die Krebse des Magens und der Gebärmutter zurückgegangen sind. Während niemand wirklich weiß, wodurch es zu der auffallenden Abnahme von Magenkrebs gekommen ist, dürfte der

Rückgang des Gebärmutterkrebses sehr eng mit allgemeiner Aufklärung, zunehmendem Vorsorgebewusstsein und verbesserten diagnostisch-therapeutischen Verfahren zusammenhängen (34).

Neben Herz-Kreislauf- und Krebs-Krankheiten als den beiden wichtigsten Todesursachen spielen andere Krankheiten eine untergeordnete Rolle. Am häufigsten treten bei uns noch mit 6 % (nicht krebsbedingte) Krankheiten der *Atmungsorgane* auf. Für die chronische Bronchitis scheinen heute Zigarettenrauchen und Luftverschmutzung eine größere Rolle zu spielen als Infektionen. Krankheiten der *Verdauungsorgane* tragen zwischen 3 % und 5 % zur Sterblichkeit bei. Zusammen sind andere Krankheiten schließlich für nochmals 7,5–10 % der Todesfälle verantwortlich (17). Insgesamt wird demnach unser Ableben in weitestgehendem Maße durch Krankheiten bedingt.

Analysiert man die heutigen Todesursachen in Bezug auf *Geschlechtsunterschiede*, so sind bei Männern Krankheiten des Herz-Kreislauf-Systems und Krebs insgesamt gesehen für die meisten Todesfälle verantwortlich, vor allem im mittleren und höheren Alter. Die Dominanz der Kreislaufkrankheiten nimmt nach dem 60. Lebensjahr immer mehr zu. Gegenüber diesen beiden Krankheitsgruppen tritt die Bedeutung anderer Todesursachen stark zurück.

Bei Frauen spielt Krebs eine relativ noch größere Rolle als bei Männern. Im Vordergrund steht dabei der Brustkrebs, der für ein Sechstel aller Krebstodesfälle verantwortlich ist. Durch das relative Maximum der Krebstodesfälle im Alter von 50 Jahren spielen die Todesfälle infolge Kreislaufkrankheiten erst im höheren Alter die dominierende Rolle. Wie beim Mann sind andere Krankheiten von eher nachgeordneter Bedeutung.

Nationale Unterschiede sind sowohl bei den natürlichen als auch den gewaltsamen Todesursachen oft erheblich. Die Rate von tödlichen Kreislaufkrankheiten ist in Frankreich und Japan relativ niedrig, in Bulgarien relativ hoch, wo aber der Anteil der Krebstodesfälle wiederum vergleichsweise klein ist. In Spanien (auch in der früheren DDR) ist der Anteil tödlicher Infektionskrankheiten wesentlich kleiner als in den meisten anderen europäischen Ländern. Solche nationalen Unterschiede sind meist auf unterschiedliche Lebens- und Ernäh-

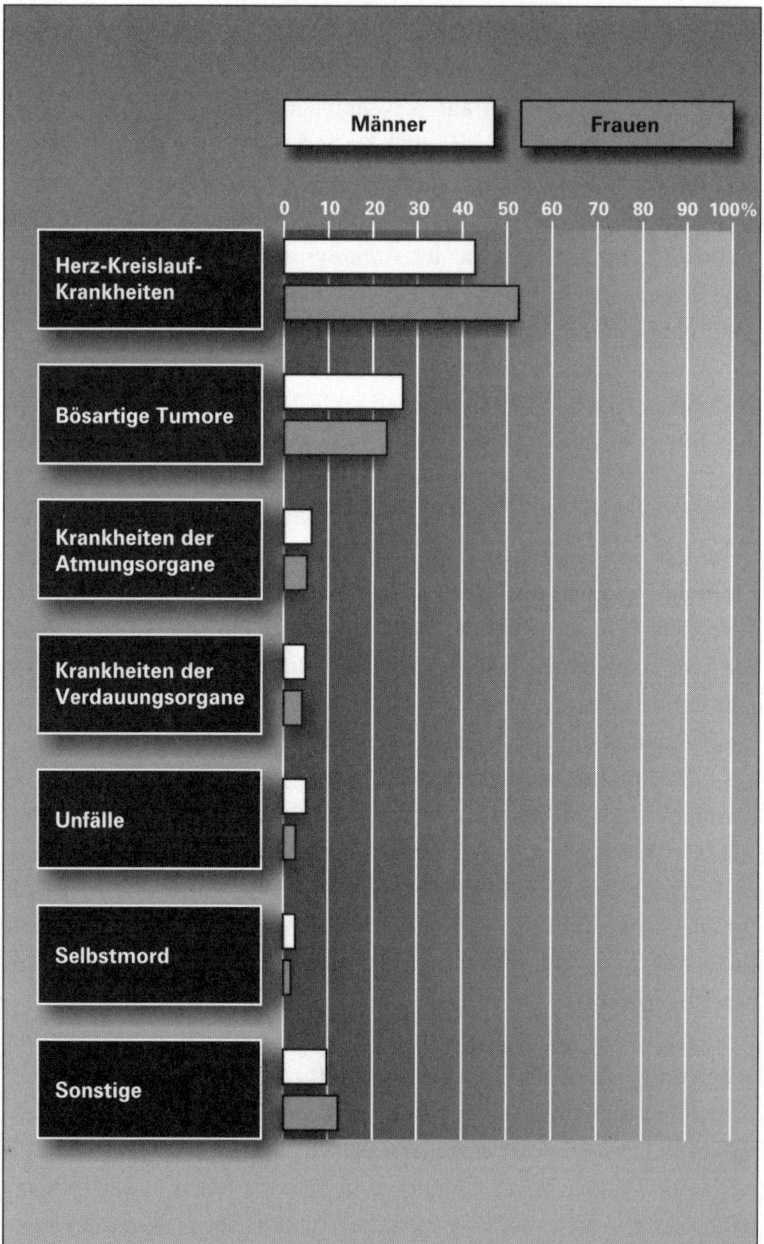

Abb. 10: Todesursachen nach Krankheitsgruppen in Deutschland 1999 (60)

rungsgewohnheiten zurückzuführen, bei den Infektionskrankheiten auch auf das Niveau von Hygiene und ärztlicher Versorgung (17).

In der Schweiz sind Unfälle doppelt und Selbstmorde dreifach so hoch wie in Großbritannien. Gewaltverbrechen sind hingegen in Großbritannien rund dreimal häufiger. Die Zahlen für die Bundesrepublik liegen meist im Zwischenbereich. Ungarn und Japan weisen eine überdurchschnittliche Selbstmordrate auf, wohingegen diese in Griechenland und Großbritannien auffallend niedrig ist (17).

Beim Vergleich solcher Zahlenwerte besteht allerdings im Detail immer die Möglichkeit einer unterschiedlichen Erfassung der einzelnen Todesursachen, auch wenn die grundsätzliche Klassifikation von Krankheiten, Verletzungen und Todesursachen von der Weltgesundheitsorganisation international vereinheitlicht worden ist.

Und dies ist das Bild, das sich aus den neuesten Veröffentlichungen des deutschen Statistischen Bundesamtes ergibt (60): Im Erhebungsjahr 1999 verstarben in Deutschland insgesamt 846 330 (**838 755**) Personen, davon waren 390 742 (**388 959**) männlich und 455 588 (**449 796**) weiblich.

83,7 % (**83,2 %**) aller Sterbefälle entfielen auf die vier Todesursachengruppen (Abbildung 10):

- Krankheiten des Kreislaufsystems
- Bösartige Neubildungen (Krebs)
- Krankheiten der Atmungsorgane
- Krankheiten der Verdauungsorgane

Knapp die Hälfte aller Sterbefälle hatte eine Krankheit des Kreislaufsystems als Grundleiden. Die wichtigste spezifische Todesursachengruppe waren dabei die koronaren Herzkrankheiten mit 175 081 (**167 602**) Gestorbenen und darunter mit zusammen 76 961 (**73 275**) Gestorbenen der akute und wiederkehrende Herzinfarkt. Die größte einzelne Todesursache ist noch immer der akute Herzinfarkt, dem mit 70 149 (**67 295**) Verstorbenen etwa jeder sechste Kreislauftote und jeder zwölfte Tote insgesamt erlagen. Der Herzinfarkt betraf 55 % (**54,2 %**) Männer und 45 % (**45,8 %**) Frauen, bei Letzteren Tendenz steigend.

Bei 85 755 (**80 788**) Kreislauftoten wurden zerebrovaskuläre Krankheiten (Hirngefäßkrankheiten) als Todesursache festgestellt. Bei

47 110 (**43 031**) der zerebrovaskulär bedingten Sterbefälle war als Grundleiden Schlaganfall angegeben. Hier ist die Sterblichkeit der Frauen mit 30 607 (**28 259**) deutlich höher als die der Männer mit 16 503 (**14 772**).

Mit 216 264 (**216 660**) Personen erlag jeder vierte Verstorbene einem Tumor, davon 210 837 (**210 980**) einem bösartigen, der bedeutendsten Todesursache in den mittleren Jahren. Während bei Männern bösartige Neubildungen der Bronchien und der Lunge mit 28 192 (**30 913**) Gestorbenen die häufigste Krebsart waren, sind es bei den Frauen mit 17 616 (**17 874**) Gestorbenen die bösartigen Tumoren der Brustdrüse.

Bei 6,1 % (**6,2 %**) aller Verstorbenen führten Krankheiten der Atmungsorgane, bei 4,7 % (**4,9 %**) Krankheiten der Verdauungsorgane zum Tode.

An nicht natürlichen Ursachen (Verletzungen, Vergiftungen und bestimmte andere Folgen äußerer Ursachen) verstarben 4,0 % (**4,1 %**). 7986 (**7772**) Menschen starben an einem Verkehrsunfall. Annähernd jedes vierte Opfer von Verkehrsunfällen waren junge Männer im Alter von 20–35 Jahren.

Daneben stellen die häuslichen Unfälle eine der bedeutendsten Unfallkategorien dar, hierbei starben 5592 (**5930**) Personen.

185 (**188**) Sterbefälle waren auf Sport- und Spielunfälle zurückzuführen.

Infolge eines Selbstmords verstarben 11 157 (**11 079**) Personen, 1,3 % der Sterbefälle insgesamt.

Ein wichtiges Indiz für die medizinische Vorsorge und Versorgung der Schwangeren ist die Säuglings- und Müttersterblichkeit. Beide sind weiter zurückgegangen. 1999 starben 3496 Säuglinge, das entspricht einer Säuglingssterblichkeit von 4,5 je 1000 Lebendgeborenen. Bei 37 Frauen (1970: 420) führten Komplikationen der Schwangerschaft, bei der Entbindung und im Wochenbett zum Tode.

Die Risiken des Lebens

Es ist immer wieder erstaunlich, wie schlecht wir über die Risiken unseres Lebens informiert sind, obwohl doch umfassendes Wissen über sie vorhanden ist. So existieren über das Krankheitsgeschehen, die Häufigkeit von Unfällen in Beruf, Verkehr, zu Hause und beim Sport sowie über Unfälle beim Gebrauch unzähliger Produkte jährlich erscheinende Statistiken, aus welchen die Gefährlichkeit all dieser Tätigkeiten und Produkte hervorgeht. Hier einige Beispiele:

> Bei Unfällen aller Art starben 1999 in Deutschland etwa 34 000 (**34 500**) Menschen, allein der Straßenverkehr forderte 7986 (**7772**) Tote. Mit 7302 (**7400**) Todesfällen stehen Unfälle durch Sturz der Zahl der Verkehrstoten nicht nach. Wohnungsbrände waren mit etwas mehr als 500 Todesopfern deutlich weniger gefährlich als Stürze. Viele Menschen haben Angst vor dem Fliegen, doch bei Flugzeugunfällen kamen 2000 in Deutschland „nur" 77 Menschen ums Leben. Beim für so harmlos gehaltenen Treppensteigen erlitten dagegen 1000 Menschen tödliche Sturzverletzungen. Etwa 305 Menschen starben 2000 als Folge des Verzehrs salmonelleninfizierter Lebensmittel, dagegen 20 598 Menschen an Dickdarmkrebs, für den auch falsche Ernährung verantwortlich ist. 10 149 Menschen gingen an einer alkoholischen Leberkrankheit zugrunde (60).

Im Folgenden sollen einige häufige und wichtigen Risiken besprochen werden, vor allem solche, die auch mit den hauptsächlichen Todesursachen in einem direkten oder indirekten Zusammenhang stehen. Wenn hierbei gelegentlich von „Todesrisiken" die Rede ist, so müssen wir uns darüber im Klaren sein, dass dieser Ausdruck – da wir nun einmal alle sterblich sind – streng genommen falsch ist. Trotz allen Fortschritts ist das Todesrisiko immer noch 1:1. Der Begriff Todesrisiko bezeichnet ein Risiko, welches unsere statistische Lebenserwartung verkürzt. Todesrisiko bedeutet also das Risiko eines vorzeitigen Todes.

Bei der Analyse der Risiken unserer Zeit ist es wichtig, zwischen solchen zu unterscheiden, die wir beeinflussen können – den so genannten „freiwilligen“ Risiken, und solchen, bei denen wir dies nicht können – den „unfreiwilligen“ Risiken. In diesem Zusammenhang ist die Feststellung ermutigend, dass die größten Risiken in unserem Leben meistens freiwilliger Natur sind, also vom Einzelnen auch beeinflusst werden können.

Freiwillige Risiken
Die wir beeinflussen können

Rauchen

Das freiwillig in Kauf genommene Risiko des Rauchens stellt nicht irgendein Risiko dar, sondern das größte in unserem Leben überhaupt. Rauchen hat sich zur unbestreitbar wichtigsten einzelnen Krankheits- und Todesursache entwickelt. Dies gilt sowohl für die Industrienationen als auch für die meisten Entwicklungsländer.

Etwa ein Drittel der Deutschen raucht, weltweit wird die Zahl der Raucher auf 1,5–2 Milliarden geschätzt. Von wenigen Arbeitsplätzen abgesehen gibt es in der Umwelt keine Luft, die derart mit giftigen und Krebs auslösenden Stoffen angereichert ist wie die eines Rauchers: Annähernd 50 krank machende Stoffe wurden bislang identifiziert.

Raucher sind gegenüber Nichtrauchern durch Krankheiten der Lunge (Krebs), des Herzens (koronare Herzkrankheit) und der Blutgefäße (Bluthochdruck, Schlaganfall) gefährdet. Schon 1975 sah sich deshalb die Weltgesundheitsorganisation zu der Feststellung veranlasst, dass durch keine andere Einzelmaßnahme mehr Menschenleben gerettet und mehr Krankheiten verhütet werden können als durch eine deutliche Senkung des Zigarettenkonsums (zit. n. 8). 1988 wurde das Rauchen von der WHO auf die Liste der Suchtkrankheiten gesetzt.

In den USA erreicht die Zahl der durch Rauchen verursachten Todesfälle pro Jahr die Halbmillionengrenze. Würden in den Vereinigten Staaten während eines Jahres täglich drei voll besetzte Jumbojets abstürzen, so würden die Menschen vermutlich das Fliegen aufgeben, doch die Zahl der Opfer ist die gleiche wie die beim Rauchen (34).

In einer von der Universität Hongkong an Hongkong-Chinesen durchgeführten Langzeitstudie wurde erstmals gezeigt, dass Chinesen nicht, wie immer vermutet wurde, Rauchen besser vertragen als andere Rassen. Allerdings scheinen sie dabei mehr Probleme im Atmungs- als im Herz-Kreislauf-System zu entwickeln. Sollten die Chinesen ihre Rauchgewohnheiten nicht ändern, sagt die Studie voraus, dass im Laufe der kommenden 50 Jahre jeder dritte heute junge Chinese an den Folgen des Rauchens sterben wird, das sind 100 Millionen Menschen (46).

In der umfassendsten Studie, die man je in der Medizingeschichte über eine einzelne Krankheits- und Todesursache durchgeführt hat, wurden mehr als eine Million amerikanische Männer und Frauen in einer prospektiven (vorausschauenden) Erhebung von 1959–1979 verfolgt. Dabei ergab sich, dass starke Raucher (mehr als 20 Zigaretten täglich) ihr Leben durchschnittlich um 8,3 Jahre verkürzen (62).
In Deutschland ermittelte das Wissenschaftliche Institut der Ortskrankenkassen 1979 in einer Untersuchung über die vorzeitige Sterblichkeit für starke Zigarettenraucher eine Lebensverkürzung um 12,3 Jahre.

Nur in den seltensten Fällen gelingt es, das Auftreten einer Krankheit wissenschaftlich eindeutig auf eine oder mehrere bestimmte Ursachen zurückzuführen. Im Fall des Lungenkrebses ist nachgewiesen, dass er vorwiegend auf das Rauchen zurückgeht. Mindestens 90% aller Lungenkrebstoten waren starke Raucher. In einem Bericht für die amerikanische Bundesregierung schätzten zwei international renommierte Wissenschaftler, dass 70% aller krebsbedingten Todesfälle auf falsche Ernährung, Rauchen und Trinken zurückzuführen sind (14). Bezogen auf die Bundesrepublik Deutschland wären das annähernd 155000 Tote im Jahr 1999, also etwa jeder Fünfte.

Die Entstehung einer Lungenkrebskrankheit und deren Fortschreiten bis zum eventuellen Tod dauert in der Regel mehrere Jahrzehnte. Da die Verbreitung des Zigarettenrauchens bei Männern in letzter Zeit stagniert, kann erwartet werden, dass der zigarettenbedingte Anstieg der Sterberate in den nächsten Jahrzehnten abflachen wird. Andererseits wird man damit rechnen müssen, dass aufgrund der Zunahme des Anteils an Zigaretten rauchenden Frauen in der Bevölkerung in den nächsten Jahrzehnten auch der Lungenkrebs beim weiblichen Geschlecht häufiger wird, auch wenn sich dies erst allmählich zeigen wird (17).

Im Laufe der Zeit wurden auch Zusammenhänge zwischen Rauchen und chronischer Bronchitis, Lungenemphysem, Gefäßverengungen in den Beinen und anderen Körperregionen sowie Schäden an den ungeborenen Kindern von Raucherinnen immer deutlicher.

Bislang wurde Rauchen als ein Risiko auf rein freiwilliger Basis betrachtet, was nach neueren epidemiologischen Studien über das *Passivrauchen* nicht mehr möglich ist.

Nichtraucher, die mit Rauchern zusammenleben, haben ein um 35% höheres Risiko für Lungenkrebs als solche, die dies nicht tun (8). 5% aller Lungenkrebsfälle werden auf das Passivrauchen zurückgeführt. Für Deutschland wurde vom Deutschen Krebsforschungszentrum in Heidelberg geschätzt, dass etwa 400 Nichtraucher jährlich durch Passivrauchen sterben, in den USA wurde ihre Zahl auf 50000 geschätzt. Die amerikanische EPA (Environmental Protection Agency) hat das Passivrauchen in die „Klasse A Karzinogene" eingestuft, was bedeutet, dass es sich bei ihm um eine nicht zu bezweifelnde Krebsursache handelt.

Weiterhin wird Passivrauchen für Herzkrankheiten bei Nichtrauchern verantwortlich gemacht. 35000–40000 Nichtraucher sollen in den USA jährlich an einer durch Passivrauchen verursachten koronaren Herzkrankheit sterben. Schließlich ist Rauchen für Asthma bei Kindern verantwortlich. Kinder in Raucherfamilien haben ein deutlich erhöhtes Risiko für Atmungsprobleme als Kinder in Nichtraucherfamilien (8). Nach Ansicht der Weltgesundheitsorganisation ist Passivrauchen ein indiskutables Gesundheitsrisiko.

Die Zigarette ist der größte Gesundheitsfeind des Menschen. Von allen Todesursachen werden Rauchen und Aids weltweit in den nächsten Jahren am stärksten zunehmen. Tragischerweise handelt es sich dabei um Risiken, die vermeidbar sind.

Alkohol

In Europa und Nordamerika ist Alkohol die populärste und auch potenteste psychoaktive Droge, die rezeptfrei und legal erhältlich ist. Während noch vor etwa drei Jahrhunderten in einigen Teilen Deutschlands auf Rauchen die Todesstrafe stand, wurde in den USA immer der Alkohol als die Wurzel allen Übels betrachtet. Und noch heute gibt es dort Gemeinden, die „trocken" sind.

Menge und Art des Alkoholkonsums sind in den einzelnen Ländern sehr unterschiedlich. In Deutschland betrug 1998 der Pro-Kopf-Verbrauch für Bier 123 l, für Wein 18,3 l, für Schaumwein 4,68 l und für Branntwein 2,25 l.

Alkohol ist wahrscheinlich der wichtigste Risikofaktor für Verletzungen in Haushalt und Beruf, spontane Kriminalität, Gewalt in der Familie und im Sexualbereich sowie für Verkehrsunfälle. Aufgrund von Blutalkoholuntersuchungen kann man davon ausgehen, dass in etwa der Hälfte der tödlich verlaufenen Verkehrsunfälle Alkohol mit im Spiel war.

Alkohol vergrößert das Risiko für Krankheiten und vorzeitigen Tod, da exzessives Trinken fast jedes Körperorgan und -system beeinflussen kann: die Leber, das Herz, den Magen-Darm-Trakt, die Bauchspeicheldrüse, das Gehirn, die blutbildenden Organe, die Muskeln und die Sexualfunktionen (61).

Als Folge übermäßigen Alkoholkonsums ist vor allem die Leberzirrhose (Leberverhärtung) bekannt und gefürchtet. Für etwa 90 % der Todesfälle durch Leberzirrhose bei Männern und etwa 70 % bei Frauen wird Alkohol verantwortlich gemacht. Ihre größere Häufigkeit bei Männern ist eine Folge deren bedeutend höheren durchschnittlichen Alkoholkonsums. Schon die regelmäßige Zufuhr von 40 g Alkohol bei Männern und 20 g bei Frauen ist mit einem deutlichen Anstieg des Risikos für Leberzirrhose verbunden (34).

Alkoholkonsum ist für Frauen ein größeres Risiko als für Männer, da sie wegen ihrer geringeren Wassermenge im Körper höhere Blut-Alkohol-Werte erreichen und Alkohol langsamer abbauen (8).

In neuerer Zeit werden vor allem von Kardiologen auch die positiven Wirkungen des Alkohols betont. Verschiedene, besonders phenolische Inhaltsstoffe sind starke Antioxidantien, die bei regelmäßigem Konsum nachweisbare pharmakologische Wirkungen zeigen. Der regelmäßige, aber mäßige Genuss von Alkohol wird daher zum Schutz vor Herzinfarkt aus kardiologischer Sicht empfohlen. Die Deutsche Gesellschaft für Ernährung (DGE) hingegen gibt nach wie vor keine Empfehlung für Alkohol ab und sieht die negativen Wirkungen chronischen Alkoholkonsums in der Regel die positiven überwiegen.

Der Alkoholkonsum muss auch im Zusammenhang mit der Ernährung betrachtet werden. 1 g Alkohol liefert dem Körper sieben Kalorien (kcal). In einem halben Liter Bier oder einem viertel Liter Wein sind etwa 20 g Alkohol enthalten. Als „gesundheitlich verträgliche Verzehrmenge" werden für Männer 20 g und für Frauen 10 g Alkohol pro Tag angegeben, jedoch auch dies nicht täglich. Da die durchschnittliche Kalorienaufnahme in der Altersgruppe 25–51 Jahre pro Tag etwa bei 2000 kcal für Frauen und 2400 kcal für Männer (51–65 Jahre: Frauen 1800 kcal, Männer 2200 kcal) liegen sollte, kann allein der Kaloriengehalt des genossenen Alkohols einen beachtlichen Teil des täglichen Kalorienbedarfs decken.

Ernährung

Während es in weiten Teilen unserer Welt Hunger gibt, besteht beim größten Teil der Bevölkerung der Industrieländer das Problem heute eher in einer falschen oder übermäßigen Ernährung, welche sich bei vielen als einer der Hauptrisikofaktoren herausgestellt hat. Übergewicht entsteht, wenn die mit der Nahrung zugeführte Energie den Verbrauch übersteigt. Nicht umgesetzte Energie wird in Form von Fett gespeichert.

Die Übergewichtigkeit nimmt in den Bevölkerungen der Industrienationen zu. Es wird geschätzt, dass in der westlichen Welt rund ein Drittel aller Erwachsenen übergewichtig ist. Für Deutschland wird eine Zahl von 10–15 Millionen angenommen. Zahlreiche Untersuchungen haben gezeigt, dass Übergewicht ein eminenter Risikofaktor vor allem für die Entstehung von Herz-Kreislauf-Krankheiten ist und die Lebenserwartung herabsetzt. Die wichtigsten, zu vorzeitigem Tod führenden chronischen Krankheiten sind praktisch immer das Ergebnis mehrerer zusammenkommender Risikofaktoren. Übermäßige Ernährung ist ein solcher Faktor. Arteriosklerose, Bluthochdruck und Diabetes mellitus (Zuckerkrankheit) stehen bei vielen Patienten mit Überernährung direkt in Zusammenhang. Abnehmen senkt den Blutdruck und das Cholesterin im Blut und reduziert damit das Risiko für koronare Herzkrankheiten (8).

Der Zusammenhang zwischen Übergewicht und der Häufigkeit von Herz-Kreislauf-Krankheiten wird in einer amerikanischen Untersuchung belegt. Diese Untersuchung, an welcher während acht Jahren etwa 120000 Krankenschwestern beteiligt waren, ergab einen deutlichen Zusammenhang aller Formen von koronarer Herzkrankheit mit dem Körpergewicht: Bei den Frauen der tiefsten Körpergewichtskategorie traten 32 Herzinfarkte auf, während es in der höchsten Gewichtsgruppe 106 waren. Bei diesen Personen waren 70% der Infarkte auf Übergewicht zurückzuführen. Bei übergewichtigen Frauen treten Bluthochdruck, Zuckerkrankheit und hoher Cholesterinspiegel zwei- bis fünfmal häufiger auf als bei schlanken Frauen (zit. n. 17).

Auch eine Reihe von Krebsarten (z.B. der Gallenblase und des Darms) sind mehr oder weniger Folge einer falschen Ernährung (8).

Sexualverhalten

In kurzer Zeit ist *Aids* ein internationales Problem und eine Quelle weit verbreiteter und berechtigter Angst geworden. Erstaunlicherweise wird die Krankheit von denen am meisten gefürchtet, die von ihr am wenigsten gefährdet sind, wohingegen viele derer, die stark gefährdet sind, sie nicht genug fürchten. Aids ist immer noch eine tödliche, aber auch eine prinzipiell vermeidbare Krankheit (8, 17).

Die erworbene Immunschwäche Aids (Acquired Immune Deficiency Syndrome) ist weniger eine eigenständige Krankheit als vielmehr ein Syndrom, bei dem verschiedene krankhafte Situationen zusammentreffen. Ein an Aids erkrankter Mensch befindet sich im Endstadium einer Reihe lebensbedrohender Zustände, die durch ein sein Immunsystem zerstörendes Virus, das so genannte HI-Virus

(Human Immunodeficiency Virus, HIV), ausgelöst wurden. Ohne die Abwehrkraft eines intakten Immunsystems aber wird der Betroffene anfällig für bakterielle und virale Infektionen, für Pilz- und Krebskrankheiten.

Mit Aids ist erstmals seit langer Zeit wieder eine neue und schwerwiegende Infektion aufgetreten, welche den lange anhaltenden Rückgang der Infektionskrankheiten abrupt abbricht. Vorerst sind besonders die jüngeren Menschen betroffen, welche bisher am wenigsten unter Infektionskrankheiten zu leiden hatten. Die Aids-bedingten Sterbefälle sind in den letzten Jahren auch bei uns deutlich angestiegen, auf 587 (582) Tote.

Die Ansteckung durch den Aids-Erreger HIV konzentriert sich bei uns vor allem auf Menschen mit aktuellem oder früherem intravenösen Drogenkonsum, auf homo- und bisexuelle Männer und auf Personen, welche Sexualverkehr mit häufig wechselnden Partnern haben. Es besteht kein Zweifel, dass die Todeswahrscheinlichkeit für die meist betroffenen Männer im Alter zwischen 25 und 45 Jahren mindestens von der gleichen Größenordnung ist wie das Todesfallrisiko der gefährlichsten, von dieser Altersgruppe freiwillig eingegangenen Tätigkeiten in Sport und Straßenverkehr (17).

Sport und Freizeit

Angaben über das Risiko bestimmter Sportarten sind schwierig, weil die Größenordnungen der jeweils gefährdeten Personen unterschiedlich sind. Bei den allgemein ausgeübten Freizeitbeschäftigungen wie Baden, Bergwandern und Skifahren handelt es sich jeweils um eine bis einige Millionen, bei den sehr spezialisierten Trendsportarten – wie den meisten in der Luft – nur um einige tausend Personen. Aber auch unter den gefährdeten, also die betreffende Sportart ausübenden Personen gibt es solche, die den Sport sehr häufig, und andere, die ihn eher gelegentlich betreiben. Weiterhin gibt es auch im Sport erfahrene und weniger erfahrene, vorsichtigere und weniger vorsichtige Menschen. Dieses ganze Spektrum unterschiedlich gefährdeter Personen verbirgt sich hinter den durchschnittlichen Risikozahlen und bildet den Hintergrund für die eintretenden Todesfälle (17).

Im Allgemeinen kann Folgendes gesagt werden: Alle Sportarten, welche sich im Luftraum abspielen, bergen besonders hohe Gefahren. Das größte Risiko gehen Helikopterpiloten ein; auch als berufliches Risiko betrachtet ist dieses ausgesprochen hoch. Im Übrigen erreichen die Todesfallrisiken der Piloten von Ballons, Segelflugzeugen und Hängegleitern sowie der zivilen Fallschirmspringer alle Werte zwischen 1:500 und 1:1000 pro Jahr (17).

Eine weitere Gruppe von Sportarten mit mittelhohen Risiken ähnlicher Größenordnung bilden das Skitourenfahren, sommerliche Hochgebirgstouren, Gleitschirmfliegen sowie Sporttauchen, alle mit Todesfallrisiken zwischen 1:500 und 1:2000 pro Jahr. Demgegenüber weisen die Sportarten mit starker Verbreitung wie das Pistenskifahren, der Skilanglauf, das Bergwandern sowie das Baden und Schwimmen sehr kleine Risiken auf, etwa zwischen 1:35000 und 1:500000 pro Jahr (17). (Sämtliche Angaben entstammen schweizerischen Todesfallstatistiken.)

Freizeit hat auch viel mit Sonne zu tun, weswegen ihre gesundheitsschädigende Wirkung auf den Menschen hier kurz erwähnt sei. Mit großer Wahrscheinlichkeit gehen mehr als 90% der Fälle von Hautkrebs auf ultraviolette Bestrahlung zurück. Der seit einigen Jahrzehnten bei beiden Geschlechtern leicht zunehmender Trend beim Hautkrebs (Melanom 1999: 1:40000) hängt mit einiger Wahrscheinlichkeit mit der zunehmenden sozialen Bedeutung körperlicher Bräune zusammen, sei diese nun auf die ungeschützte Einwirkung der Sonne zurückzuführen oder im Solarium entstanden.

Unfreiwillige Risiken
Die wir nicht beeinflussen können

Umwelteinflüsse

Die Natur hält nicht nur die meisten und stärksten Gifte bereit, aus ihr stammen auch die wirksamsten Krebs auslösenden (Karzinogene) und Krebs fördernden (Co-Karzinogene) Stoffe. Dazu gehören die ultravioletten Strahlen, welchen den schwarzen Krebs, das Melanom, verursachen, die Naturfaser Asbest, die bei Einatmung zu bestimmten Bronchialtumoren führt, oder die Krebsgefahr, die aus der Tabakpflanze kommt. Die wirksamsten Krebs auslösenden Stoffe sind pflanzlichen Ursprungs, das heißt, die natürlichen Krebsrisikofaktoren sind die gefährlichsten überhaupt. Allerdings ist die Zahl der von Menschen gemachten Karzinogene möglicherweise größer als die der Natur.

Alle diese Beispiele aus unserer natürlichen Umwelt weisen auf die Gefahren für Mensch und Tier hin, die allein Pflanzen bergen. Lang wäre die Liste der Naturprodukte, die zwar selbst nicht Krebs erzeugend sind, die aber die Wirkung Krebs auslösender Stoffe verstärken, wie Wolfsmilch- und Seidelbastgewächse. Die Zahl unerforschter Naturprodukte wird auf mehrere Millionen geschätzt. Allein im vergorenen Traubensaft fanden Forscher 500–800 chemische Substanzen, von denen nur ein Teil bekannt ist. Aber selbst bei bekannten Naturstoffen weiß man zum Beispiel über die Giftigkeit häufig weniger als bei künstlich hergestellten Chemikalien.

Naturkatastrophen

Die Menschen glauben unerschütterlich an das Gute der Natur, die vermeintlich nur Wonnen verschenkt, käme nicht der Mensch hinzu. Was natürlich ist, wird als gut und ungefährlich betrachtet. „Natürlich" klingt beruhigend, während „chemisch" tödliche Bedrohung verheißt. Was der Mensch im fehlerhaften Umgang mit Chemie aus der Natur machen kann, ist uns mittlerweile bewusst, wenn es auch nicht bei allen zu den notwendigen Verhaltensänderungen führt.

Weniger bekannt ist, was die Natur mit ihrer Umwelt macht. Bei näherer Betrachtung erweist sie sich als einer der größten Umweltverschmutzer und schlimmsten Schadstoffproduzenten. Rund 85 % der weltweiten Kohlenwasserstoff-Emissionen stammen aus Verwesungsprozessen und Grubengasen, fast 100 % der heutigen weltweiten Ammoniak-Emissionen produziert die Natur durch Verwesung selbst (26).

Beim berühmt gewordenen Ausbruch des Mount St. Helen 1980 wurden in den Gasen radioaktive Isotope gefunden, die wir als Folgeprodukte des Uranzerfalls kennen. Da sich Gleiches auch bei anderen Vulkanausbrüchen fand, erhebt sich die Frage, ob in der Tiefe unserer

Erde atomares Feuer brennt. Dass die Vulkane mit enormen Mengen an Schwefeldioxid zum sauren Regen und mit nicht geringen Mengen Kohlendioxid zum Treibhauseffekt beitragen, ist schon seit langem bekannt (26).

Beim Ausbruch des Vulkans El Chichon 1982 in Mexiko wurden so viele Millionen Tonnen Schwefelgase in die Atmosphäre geschleudert, dass sich um den gesamten Erdball für Jahre ein Dunstschleier saurer Aerosole bildete (26).

Das chemische Umweltgeschehen ist mindestens so kompliziert wie der Stoffwechsel eines lebenden Organismus. Wie sehr unser Umweltwissen – zum Beispiel in Bezug auf die Ozonschicht – noch am Anfang steht, demonstriert uns die Natur gelegentlich sehr nachdrücklich:

> 1985 wurde über einen winzigen Moderpilz berichtet, der auf faulendem Holz, alter Wolle, aber auch Zeitungspapier wächst. Dieser Pilz hat eine Stoffwechselfähigkeit, die Chemiker gerne beherrschen würden. Er kann aus Chlor-Ionen und Methylgruppen Chlorkohlenwasserstoff erzeugen. Als man nachzurechnen begann, wie viel Chlormethan dieser Pilz weltweit wohl erzeugt, war jedermann erstaunt. Es ergab sich der Betrag von jährlich fünf Millionen Tonnen, ein Vielfaches unserer technischen Chlormethanproduktion.

Krankheiten

Aus epidemiologischen Studien wissen wir, dass für Bluthochdruck und hohes Blutcholesterin beeinflussbare Risikofaktoren wie Übergewicht, übermäßig fett- und salzreiche Ernährung, Zigarettenrauchen, Bewegungsarmut und psychische Belastungen maßgebend sind. Es gibt aber auch eine erbliche Veranlagung. Beide Krankheiten, die ihrerseits wieder für andere Krankheiten Risikofaktoren darstellen, sind zu einem weltweiten Problem geworden.

Unter *Bluthochdruck (Hypertonie)* haben die Menschen vermutlich schon immer gelitten, doch bewirkten einige Faktoren unseres heutigen Lebensstils, dass hoher Blutdruck zu einer weit verbreiteten Zivilisationskrankheit wurde. Etwa jeder fünfte Deutsche leidet an Hypertonie, es gibt ca. 11 Millionen Menschen mit Hypertonie, weitere

5 Millionen werden vermutet. Von den 11 Millionen Hypertonikern stehen ca. 9 Millionen unter Therapie.

Beim Bluthochdruck gibt es zwischen den verschiedenen Völkern deutliche Unterschiede: In den USA ist bei der schwarzen Bevölkerung die Hypertonie die häufigste Krankheit. Genetisch verschiedenartige ethnische Gruppen auf den Salomoninseln, in Grönland, China, Australien sowie Zentral- und Westafrika zeigen eine erstaunliche Gemeinsamkeit: Die Hypertonie ist bei ihnen unbekannt. Ein Merkmal haben diese Völker gemein: Sie salzen ihr Essen nicht. Auch die Nomadenvölker im Süden Japans kennen die Hypertonie nicht, mit Ausnahme der Kashkae, die nach Salz geradezu süchtig sind. Diese haben dann auch extrem hohe Blutdruckwerte (34).

Bluthochdruck ist behandlungsfähig, die Therapie wird medikamentös durchgeführt. Während noch in den 60er-Jahren des vergangenen Jahrhunderts von vielen Ärzten der Wert einer blutdrucksenkenden Behandlung infrage gestellt worden war, haben umfangreiche klinische Studien der 70er-Jahre in vielen westlichen Ländern die Vorzüge einer Bluthochdrucktherapie zweifelsfrei gezeigt: Im Vergleich zu unbehandelten Hochdruckpatienten treten bei behandelten Personen weniger Todesfälle durch Schlaganfall, Herzinfarkt und Nierenversagen auf. Die Folge der vor allem in den 70er-Jahren unternommenen Bemühungen sind eindrucksvoll, wenn auch die vollen Auswirkungen auf nationale Sterblichkeitsdaten immer noch nicht endgültig erkannt sind.

Der praktische Fortschritt, den die Medizin beim Bluthochdruck erzielt hat, ist das Ergebnis einer groß angelegten biomedizinischen Forschung, die teilweise nur durch gewaltige Anstrengungen der öffentlichen Hand möglich war. Massenuntersuchungen und Aufklärungsarbeit haben dazu geführt, dass die Menschen heute von der Notwendigkeit einer risikoreduzierenden Hochdrucktherapie wissen. Ausgedehnte Grundlagenforschungen und verstärkte klinische Untersuchungen haben gemeinsam mit den Bemühungen der pharmazeutischen Industrie dazu geführt, dass wir heute neue und offensichtlich auch bessere blutdrucksenkende Medikamente besitzen (34).

Bluthochdruck ist eine Krankheit, die in den meisten Fällen keine Symptome hervorruft. Nur etwa die Hälfte der Hochdruckkranken weiß deshalb überhaupt von ihrer Krankheit. Diejenigen aber, die es wissen, sehen die Behandlungsnotwendigkeit einer Krankheit, die man nicht spürt und die sich nur im erhöhten Zeigerausschlag eines Messgerätes zu erkennen gibt, nur schwer ein (34).

Die Lebensversicherungsgesellschaften haben übrigens dem hohen Blutdruck schon früher als die Ärzte große Aufmerksamkeit geschenkt und in ihm einen bedeutenden Risikofaktor für vorzeitigen Tod gesehen:

> Schon frühzeitig besaßen sie nach Geschlechtern und Lebensjahrzehnten getrennte Tabellen, die das Verhältnis der Prämienhöhe zum Grad des Hochdrucks angeben. Bereits eine Erhöhung des systolischen Blutdrucks um 4 mm Hg (Millimeter Quecksilbersäule) und des diastolischen Drucks um 2 mm Hg über die Norm führt zu einer Risikozunahme und damit zu einer Beitragserhöhung. Das Interessante an diesen Tabellen ist, dass sie keinen direkten Bezug zur medizinischen Forschung haben, vielmehr ausschließlich auf den mit Lebensversicherungen gemachten Erfahrungen beruhen. Dabei ist der Kontrast zwischen den Erkenntnissen der Medizin und den Erfahrungen der Versicherungsgesellschaften am besten daran zu erkennen, dass die Medizin in den 80er-Jahren die zulässige Obergrenze bei 160 zu 95 mm Hg festgelegt hat, wohingegen der Oberwert von Versicherungen bei 136 zu 88 mm Hg lag. Für den medizinischen Grenzwert musste also bereits eine erhöhte Prämienzahlung geleistet werden, da die Erfahrungen der Vergangenheit den Versicherungen gezeigt hatten, dass mit ihm eine zweifach höhere Todesrate verbunden ist (34).
> Heute hat die Medizin die Grenzen noch niedriger gelegt:
> Normaler Blutdruck: Unter 130 mm Hg systolisch und 85 mm Hg diastolisch.
> Erhöhter normaler Blutdruck: 130–139 mm Hg systolisch und 85–89 mm Hg diastolisch.
> Ab 140 mm Hg systolisch und 90 mm Hg diastolisch wird von Bluthochdruck gesprochen.

Zahlreiche Hinweise sprechen dafür, dass die koronaren Herzkrankheiten auch ganz wesentlich mit *Hypercholesterinämie* (hohem

Blutcholesterin), also vor allem mit erhöhter Fettzufuhr bei der Nahrungsaufnahme in Zusammenhang steht. Das Problem bei diesbezüglichen Aussagen ist, dass im Gegensatz zur biomedizinischen Forschung in Labors bei der Ernährung die Faktoren, die unsere Gesundheit beeinflussen, nur schwer zu identifizieren sind. Man kann nur das tun, was man ein „Lebensexperiment" nennt: Etwas tun, es sorgsam beobachten, um so jene Faktoren zu erkennen, die den Menschen für Krankheiten anfällig machen. Aus solchen Studien zeigt sich, dass erhöhte Cholesterinwerte im Blut für die Entwicklung koronarer Herzkrankheiten einen äußerst wichtigen Risikofaktor darstellen (13).

Unfälle

Die meisten unfallbedingten Risiken sind für den Durchschnittsbürger sehr klein. Das über alle Alter gemittelte Risiko, durch Stromschlag, Feuer, Ertrinken, Vergiftung oder Ersticken das Leben zu verlieren, liegt zwischen 1:40000 und 1:250000 pro Jahr. Die altersbedingte Verteilung dieser Risiken ist jedoch sehr unterschiedlich. Säuglinge und Kleinkinder sowie alte Menschen sind oft besonders gefährdet.

Zu den wichtigsten unfallbedingten Todesursachen zählen *Stürze*. Der nationale Wert dieses Risikos ist mit 1:10000 pro Jahr als ein mittelhohes Risiko zu bezeichnen. Mit zunehmendem Alter aber steigt dieses Risiko deutlich an. Während mit 50 Jahren im Jahr 1999 bei uns 44 Männer und 130 Frauen durch Sturz zu Tode kamen, waren es mit 70 Jahren 203 Männer und 272 Frauen (60).

Das sind Werte, wie sie nicht einmal bei der Ausübung extremer Sportarten auftreten. Sie werden nur durch das Risiko, an einer Herz-Kreislauf-Krankheit und an Krebs zu sterben, noch übertroffen (17).

Risiken gemischter Art

Auf die wir nur teilweise Einfluss nehmen können

Chemische Produkte

Zu den Mythen unserer Zeit gehört, dass uns die chemische Industrie mit ihren Produkten angeblich langsam vergiftet und dass wir dadurch einer Krebsepidemie entgegensehen. In der Krebsgefahr wird allgemein die höchste Gefährdung durch Chemie gesehen. Tatsächlich aber hat sich, wie schon erläutert (siehe Seite 50), die Krebshäufigkeit in den letzten 60 Jahren nicht wesentlich geändert, also gerade in einer Zeit der explosiven Entwicklung der chemischen Industrie. Wenn der Raucherkrebs unberücksichtigt bleibt, dann ergibt sich ein gleich bleibendes oder leicht abfallendes Niveau aller anderen Krebskrankheiten.

Epidemiologische Untersuchungen lassen keinen Zweifel daran, dass Krebs überwiegend Umwelteinflüssen zuzuschreiben ist. Bei etwa 90 % aller menschlichen Krebsleiden spielen chemische Substanzen eine Rolle, wobei die Krebs auslösenden Stoffe sowohl von der Industrie als auch von der Natur geliefert werden (22).

Von Tausenden industriell erzeugter Chemikalien sind derzeit etwa 35 identifiziert, die wahrscheinlich oder sicher beim Menschen Krebs erzeugen. Zu solchen Verbindungen gehören Asbest und Arsen, gasförmiges Vinylchlorid, aromatische Amine, Verbrennungsprodukte und verschiedene Metalle in Staub- oder Dampfform (22).

Während in den USA vermutlich an etwa 4 % aller Krebstodesfälle berufliche Einflüsse beteiligt sind, wird die Krebssterblichkeit durch eine zunehmend verschmutzte Umwelt auf nicht mehr als 1 % geschätzt (13). Die Deutsche Krebsgesellschaft spricht von 2–8 % aller Fälle, die durch die Arbeitsumwelt verursacht werden. Bei jährlich 210 000 Krebstoten wären das 4200 bis maximal 17 000 Menschen.

Wenn auch die Ursachen für die verschiedenen Krebsarten nur in einigen Fällen durch epidemiologische Untersuchungen eindeutig nachgewiesen werden konnten, so bestehen doch in sehr vielen Fällen mehr oder weniger gut fundierte Vermutungen. Abbildung 11 vermittelt nach Schätzungen zweier renommierter britischer Epidemiologen ein Bild der relativen Bedeutung der verschiedenen Ursachen, auf welche die Krebstodesfälle zurückgeführt werden. Im Vordergrund steht das Rauchen.

Die oft zitierte Statistik, wonach bis zu 90 % aller Krebsarten aufgrund von Umweltfaktoren entstehen, wird meist so verstanden, dass Krebs vorwiegend durch synthetische Chemikalien und Luftver-

Ursache	Bester Schätzwert	Minimaler u. maximaler Schätzwert	Epidemiologisch dokumentiert
Zigarettenrauchen	30	25–40	am besten gesichert
Alkoholtrinken	3	2–4	
Beruf	4	2–8	
Umweltverschmutzung	2	<1–5	weniger gesichert
Industrieprodukte	<1	<1–2	
Strahlung: Sonnenlicht	3	2–4	
Therapie und Diagnose	1	<0,5–3	
Ernährung	35	10–70	sehr unsicher
Sexualverhalten	7	1–13	
Infektion	10 ?	1–?	
Lebensmittelzusätze	<1	–5–2	

Abb. 11: Anteil verschiedener Faktoren an Krebstodesfällen, die Umwelteinflüssen zugeschrieben werden (in Prozent) (22)

unreinigung verursacht wird. Diese Zahlen beziehen sich aber auf alle Krebstypen, mit Ausnahme derer, die auf vererblicher Grundlage entstehen, wobei der Begriff Umwelt nicht nur Luft und Wasser meint. Umweltfaktoren schließen Essen, Trinken und Rauchen ein (22). Daraus allein können schon weit über 50 % der Krebskrankheiten resultieren (Abbildung 12). Das Essen ist das komplexeste Gemisch von Chemikalien, dem der Mensch ausgesetzt ist. Etwa ein Drittel aller Krebstodesfälle geht auf Tumoren der Verdauungsorgane zurück (60).

Unter dem Strich, so schätzen die Fachleute, sind sieben von zehn Krebskrankheiten durch einen falschen Lebensstil bedingt. Das „Schicksal“ in Gestalt von erblicher Veranlagung, Infektionen durch bestimmte Viren und Bakterien oder anderen Zufallsereignissen spielt also nur eine untergeordnete Rolle.

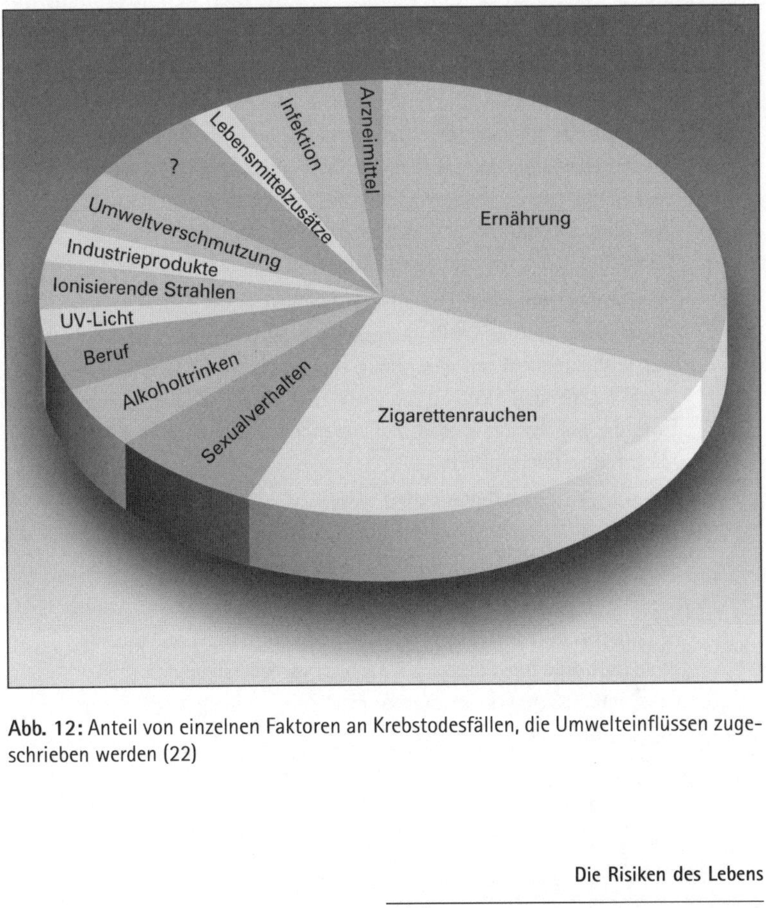

Abb. 12: Anteil von einzelnen Faktoren an Krebstodesfällen, die Umwelteinflüssen zugeschrieben werden (22)

Etwa 70 000 Chemikalien befinden sich in der Landwirtschaft, in der Industrie und als Konsumentenprodukte im täglichen Gebrauch, ungefähr 1000 kommen jährlich neu hinzu (8). Die einen davon werden als gefährlich angesehen oder sind es auch, andere werden mit Krebs und Missbildungen an Ungeborenen in Zusammenhang gebracht. Nur bei wenigen Produkten wissen wir über solche Zusammenhänge Genaues, müssen nichtsdestotrotz aber davon ausgehen, dass wir ohne die meisten dieser Stoffe nicht mehr auskommen und dass Fortschritt für die Dritte Welt ohne Chemie nicht denkbar ist.

Die Chemophobie, die Urangst vor der Chemie, ist irrational, weil die Chemie nicht – wie ihre Kritiker gerne behaupten – etwas ist, was separat existiert und deshalb gesondert betrachtet und beurteilt werden muss, hingenommen oder abgelehnt werden kann. Alles Natürliche ist gleichzeitig auch chemisch, natürlich bedeutet nicht immer gut und ungefährlich.

Chemikalien können in vier Kategorien eingeteilt werden:

- **Strukturelle Chemikalien** sind meist in Form von Kunststoffen in Verwendung und haben vielfach natürliche Materialien wie Metall oder Holz abgelöst. Von der Spülmaschine im Haushalt bis zum Cockpit im Jet, von den Textilfasern im T-Shirt bis zur Schutzhülle der Raumfähre, Kunststoffe finden sich überall.
- **Verfahrenstechnische Chemikalien** werden in der Industrie zur Herstellung bestimmter Produkte verwendet, kommen selbst aber als Produkte nicht auf den Markt. Hierzu zählen die weich- und weiß machenden Stoffe in der Textil- und Papierindustrie ebenso wie die polierenden und desinfizierenden Substanzen in häuslichen Reinigungsmitteln.
- **Pharmazeutische Chemikalien** werden – neben diagnostischen Aufgaben – als Arzneimittel zur Linderung oder Heilung von Krankheiten angewandt oder um die Abwehrkräfte des Körpers zu stärken.
- **Pflanzenschutzmittel** kommen in der Landwirtschaft als Pestizide und Herbizide zum Einsatz, um die Saat vor Schädlingen zu schützen und größere Ernteerträge zu erzielen.

So wie unsere Fähigkeit gestiegen ist, Chemikalien zu nutzen, so hat auch unsere Sorge über ihre Auswirkungen auf die Gesundheit und die Umwelt zugenommen. Fragen über das mit der Chemie verbundene Risiko werden immer wieder laut. Wo es menschlichen Fortschritt gibt, sind Risiken nicht fern. Chemikalien – synthetische wie natürliche – haben ihren Anteil am Risiko.

Jede Chemikalie trägt das Risiko toxischen Schadens in sich. Die Sicherheit von Chemikalien hängt daher auch weitgehend vom richtigen Umgang mit ihnen ab, und von der Menge, die dem Körper zugeführt beziehungsweise in der sie von ihm aufgenommen werden.

Viele chemische Stoffe haben sich als hochgiftig erwiesen, andere können explodieren oder brennen – Beispiele für akutes chemisches Risiko. Es gibt auch Beispiele dafür, dass das Risiko, krank zu werden, steigt, wenn man sich über längere Zeit bestimmten chemischen Substanzen aussetzt. Oder dass ein Arzneimittel heute schadlos eingenommen wird, eine Schädigung aber erst in der nächsten Generation entwickelt. Das sind die chronischen Risiken, über die wir weniger wissen und die schwieriger als die akuten zu beherrschen sind.

Die Erkennung eines chronischen chemischen Risikos setzt voraus, dass Zeit vergeht. Das Risiko kann nur im „Experiment“ erkannt werden, doch dieses Experiment findet nicht im Labor, sondern an uns selbst statt, meist über eine lange Zeit hinweg.

Die meisten chemischen Risiken lassen sich verringern, aber nicht ohne Preis. Man kann künstliche Süßstoffe vom Markt nehmen, weil sie unter extremen Bedingungen im Tierexperiment Krebs erzeugen, muss aber in Kauf nehmen, dass Zuckerkranke und Übergewichtige ernste Probleme mit ihrem Zucker- und Kalorienhaushalt bekommen. Man kann ein Arzneimittel, das einige wenige Menschen gefährdet, möglicherweise auch tötet, verbieten, aber für den Preis, Tausenden anderen eine krankheitserleichternde Hilfe zu nehmen (26). Was den einen zum Gift geworden ist, kann vielen anderen immer noch das Leben retten. Die Geschichte des Insektenvernichtungsmittels DDT ist hierfür ein gutes Beispiel.

DDT ist eine der wirksamsten Chemikalien, die in ihrem jahrelangen Einsatz Nutzen und Schaden zugleich gebracht hat. Anfänglich sah man nur ihren Nutzen, für den ihr Entdecker, der Schweizer Chemiker Paul Müller, 1948 den Nobelpreis erhielt. DDT wurde in der ganzen Welt vor allem im Kampf gegen die Malaria segensreich eingesetzt. In den 60er-Jahren des vergangenen Jahrhunderts fand man dann in den USA, dass DDT zu lange im Wasser und im Boden verbleibt und damit die Existenz bestimmter Fisch- und Vogelarten bedroht. Rachel Carsons eindringlich geschriebenes und 1962 im Jahr der Contergan-Katastrophe erschienenes Buch „Der stumme Frühling", das weltweit Aufmerksamkeit auf Umweltprobleme gerichtet hat, trug maßgeblich dazu bei, dass DDT in den USA verboten wurde, bald danach auch in Ceylon (dem heutigen Sri Lanka), mit dem Ergebnis, dass dort wie vor der DDT-Zeit Tausende von Menschen an Malaria starben. An DDT ist nie ein Mensch gestorben, wohingegen seine Ersatzstoffe, auf die man auszuweichen gezwungen war, zu unzähligen tödlichen Vergiftungen geführt haben. Wir sehen daraus, dass das Risiko einer Sache oft erst dann relevant wird, wenn die Chancen genutzt sind, wenn sich das Nutzen-Schaden-Verhältnis verschiebt. Die USA konnten es sich leisten, den Bann über DDT auszusprechen, denn eine Malaria-Epidemie war nicht zu erwarten. Für das Malariagebiet Ceylon hingegen wirkte sich der gleiche Entschluss verhängnisvoll aus.

Ständig nun erhalten wir neue Nachrichten über giftige Chemikalien, die um uns, an uns und in uns gefunden werden. Spuren hochgiftiger Substanzen finden sich in der Luft, im Trinkwasser, in Lebensmitteln und sogar in der Muttermilch. Geht schleichend der chemische Tod um?

Aus vielen Beispielen der modernen *Analytik* wissen wir, dass eine neu entdeckte Gefahr nicht notwendigerweise eine neue sein muss. Der Unterschied zu früher besteht vor allem darin, dass unsere technischen Möglichkeiten, geringe und geringste Spuren einer Chemikalie zu messen, immens zugenommen haben. In den 60er-Jahren konnten Schadstoffe in den meisten Fällen gerade noch auf dem ppm-Niveau (part per million, 1 Teil von 1 Million Teilen) gemessen werden, Konzentrationen darunter wurden gleich N.N. (Nicht Nachweisbar) gesetzt. Abbildung 13 zeigt den enormen Fortschritt, den die moderne Analytik genommen hat.

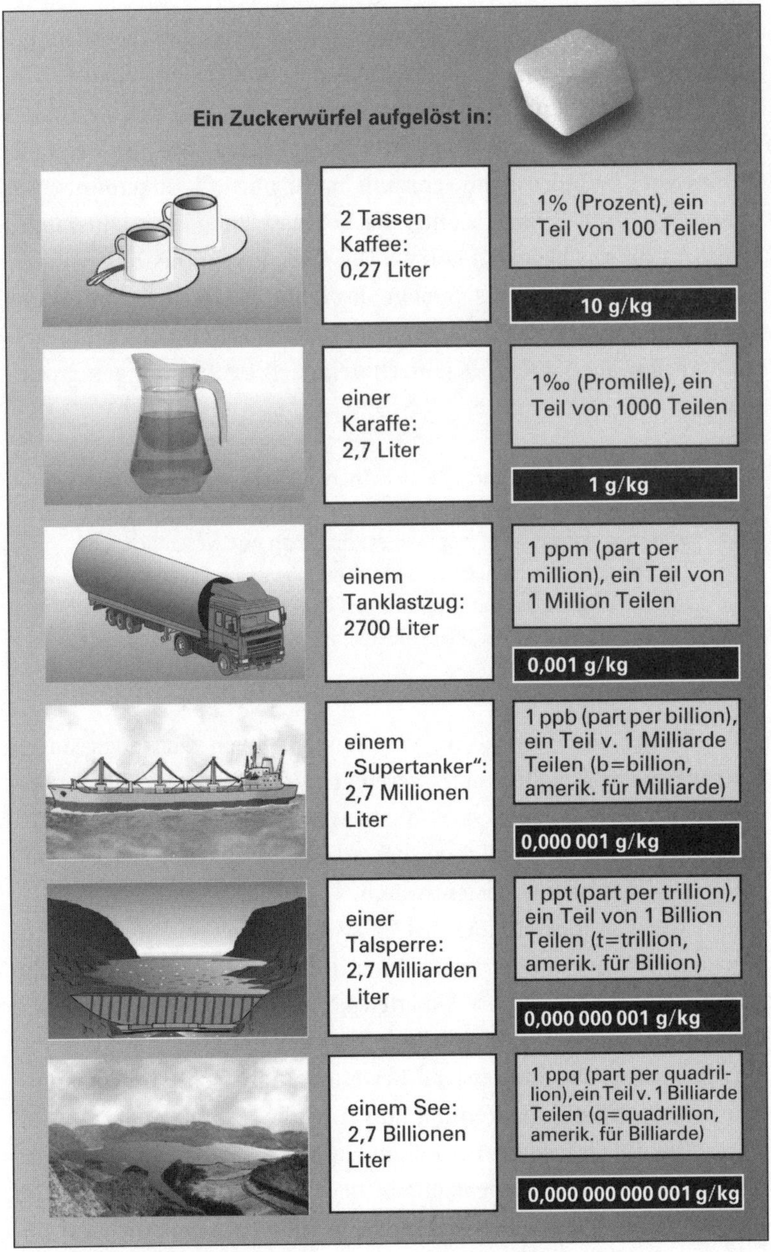

Abb. 13: Dimensionen der Analytik: Auflösung eines Zuckerwürfels in verschiedenen Flüssigkeitsmengen (22)

Moderne analytische Verfahren haben vieles ans Tageslicht gebracht, von dem man gar nicht wusste, dass es existiert (22).

Wenn wir nun heute messen können, dass sich eine bestimmte Chemikalie in einer bestimmten Konzentration beispielsweise im Trinkwasser befindet, dann fehlt uns meist noch die Erkenntnis, was dieses analytische Ergebnis unter der Voraussetzung eines jahrelangen Konsums für uns bedeuten könnte. Um diese Erkenntnis zu gewinnen, müssen wir Erfahrungen sammeln, das heißt, das Wasser trinken und abwarten, was geschieht. Erkenntnisse hieraus lassen sich nicht rasch, sondern nur aus jahre-, oft jahrzehntelangen Beobachtungen gewinnen.

In den 60er-Jahren gab es eine heftige und lang anhaltende Kontroverse über den Quecksilbergehalt von Tunfisch und Schwertfisch. Was man damals noch nicht wusste, hat man erst wesentlich später erkannt, dass nämlich diese sehr geringen Quecksilbermengen aus natürlichen Quellen stammen und in den Fischen schon immer vorhanden waren. Die Quecksilbergefahr war eine neu entdeckte Gefahr, keine neue (2).

Durch die Vermehrung von Wissen haben sich auch unsere Kenntnisse von Gefahren stark vermehrt. Vor allem durch die Verbesserungen analytischer Messverfahren werden der Öffentlichkeit viele Gefahren, denen wir täglich ausgesetzt sind, erst heute bewusst, obwohl sie schon immer existent waren.

Mit dem Messen allein ist es also nicht getan. Die eigentliche Schwierigkeit liegt in der Einordnung der Befunde in bestehende Zusammenhänge, denn selbst Experten können meist nicht sagen, was das Gefundene für die Zukunft bedeutet oder wie es sich auf uns auswirken könnte. Das Messen und Bewerten analytischer Ergebnisse ist eine Sache, und die Auswertung nun einmal eine ganz andere.

Die Höchstmengenverordnungen für Chemikalien in pflanzlichen und tierischen Lebensmitteln liegen in der Regel im ppm- bis ppb-Bereich. Viele solcher Grenzwerte beruhen aber letztlich auf Abschätzungen der möglichen gesundheitlichen Schädigungen für Mensch und Umwelt. Da die Zusammenhänge meist komplex sind, müssen Grenzwerte in vielen Fällen auch ohne genaue Kenntnisse über die jeweils zutreffenden Dosis-Wirkungs-Beziehungen festgelegt werden (31).

Schon lange ist bekannt, dass die 92 natürlichen chemischen Elemente Bestandteil unseres Lebens sind, dass sie in der Umwelt, in der Nahrung und in unserem Körper vorkommen. Aber erst jetzt wissen wir, in welchen Größenordnungen dies der Fall ist. Wir waren schon immer von „gefährlichen" Stoffen umgeben und werden es auch in Zukunft sein; nur sind wir die erste Generation, die mit derart differenzierten Messwerten über Chemikalien in der Luft, im Wasser, in Nahrungsmitteln und den dadurch ausgelösten Sorgen und Ängsten fertig werden muss.

In diesem Zusammenhang sollten wir uns daran erinnern, dass den Menschen erst vor fünf Generationen die Welt der Bakterien erschlossen wurde. Für unsere Großeltern war die Vorstellung schwer, dass überall vorhandene unsichtbare Bakterien Auslöser von Infektionskrankheiten sein sollten. Wir haben uns mittlerweile mit dem Vorhandensein von Mikroorganismen abgefunden. Wir haben gelernt, mit Bakterien umzugehen und ihre Allgegenwart zu akzeptieren. Wir müssen jetzt damit anfangen, die Allgegenwart der Chemie (wie auch der Strahlung) zu begreifen (22).

Wir leben in einer Welt der Chemie. Wir alle sind von der Chemie abhängig. Alles was wir atmen, essen oder trinken ist Chemie. Es geht nicht um die Frage, ob wir Chemie haben sollten oder nicht. Diese Frage ist längst entschieden. Chemie ist eine Tatsache des Lebens.

Nahrungsmittel

Der argumentative Kampf „Natur" gegen „Chemie" wird in kaum einem anderen Bereich so heftig geführt wie in dem der Nahrungsmittel. In der „guten alten Zeit" rührten Missstände bei Nahrungsmitteln vor allem aus Verarbeitungsproblemen her, aus der Unsauberkeit bei der Herstellung und Verpackung oder dem Gebrauch von akut toxischen Substanzen als Zusatz.

Heute liegt das Problem woanders: Immer mehr Bürger wollen möglichst alles möglichst billig haben, und so werden eben immer wieder Waren vorsätzlich falsch benannt oder mit Zutaten versetzt. Ein besonders trauriges Beispiel hierfür ist die spanische Speiseölkatastrophe, bei der industrielles Rapsöl als Olivenöl verkauft wurde, wodurch Tausende zu Krüppeln gemacht und viele getötet wurden. Hier geht es nicht um unlösbare Probleme der Lebensmittelchemie, sondern um kriminelle Handlungen, zu denen einige fähig sind, weil ihnen die Zeit den Betrug und das Verbrechen leicht macht.

Viele Menschen erkennen an den Lebensmitteln, die sie im Supermarkt kaufen, die Fingerspuren der chemischen Industrie, von Firmengiganten und anonymen Gesellschaften, und wenden sich deshalb „biologischen“ Nahrungsmitteln zu. Was biologisch ist, ist natürlich, und was natürlich ist, ist gut. Diese Gleichung versteht ein jeder.

Die Sorgen der Menschen konzentrieren sich dabei hauptsächlich auf die heimtückische Bedrohung der Gesundheit durch beabsichtigte oder unbeabsichtigte Nahrungsmittelzusätze. Die Liste solcher Zusätze umfasst derzeit mehr als 6000 verschiedene Substanzen.

In einer zu Beginn der Ökologiebewegung durchgeführten dreijährigen Vergleichsuntersuchung an Lebensmitteln ergab sich, dass zwischen den Nahrungsmitteln aus dem Supermarkt und Einzelhandelsladen sowie den alternativ angeboten Waren aus Reformhäusern und Bio-Läden keine wesentlichen Unterschiede festzustellen sind. Das Vorkommen von potentiellen Schadstoffen und Rückständen von Pflanzenschutzmitteln war in beiden Angebotsreihen gleich und so gering, dass es keine Gefährdung der menschlichen Gesundheit bedeutete (64).

Im Übrigen beruht die Ernährung der meisten Menschen schon seit Jahrzehnten auf Nahrungsmitteln, die in unterschiedlichem Ausmaß chemische Zusätze enthalten (34). Nahrungsmittelzusätze gehören zu den toxikologisch am besten abgeklärten Substanzen, und von keiner ist je nachgewiesen worden, dass sie, in welcher Konzentration auch immer, beim Menschen Krebs verursacht (17).

Wichtig ist somit die Feststellung, dass trotz des Verzehrs solcher Nahrung die Lebenserwartung ständig zugenommen hat und auch heute unbeeinflusst hoch ist. Vernünftigerweise muss deshalb der vorläufige Schluss gezogen werden, dass chemische Produkte in Nahrungsketten wahrscheinlich mit sehr geringen Gefahren behaftet sind (34). Dennoch wenden sich immer mehr Menschen biologischen Produkten zu, die natürlich und vermeintlich ungefährlich sind.

Analysiert man einige dieser Naturprodukte, so ist zu erkennen, dass „natürlich" nicht gleichbedeutend mit „ungiftig" und „gesund" ist. Karotten beispielsweise enthalten ein starkes Nervengift. In Radieschen und Brokkoli finden sich kropfverursachende Bestandteile. Der Vitamin-A- und -D-Gehalt des Eiklars kann an ungeborenen Kindern Missbildungen verursachen, der schwarze Pfeffer, die Petersilie, der Senf, Champignons, die Morcheln, Himbeeren, der Rhabarber, ja selbst unsere Kartoffeln und die dunkle Brotkruste, sie alle enthalten gefährliche, teils sogar Krebs erregende Stoffe. Selbst der exzessive Genuss von einwandfreiem Wasser kann zum Tode führen (34).
So wahr diese Angaben sind, so absurd wäre die Reaktion, man sollte dies nun alles nicht mehr zu sich nehmen. Die Nahrungsmittel, die wir kaufen, und die Naturprodukte, die wir gewöhnlich essen, sind nicht gefährlich. Sie sind nahrhaft und sicher, vorausgesetzt, sie sind normaler Bestandteil einer ausgewogenen und abwechslungsreichen Ernährung. Als wichtigste Regel für unsere Ernährung kann gelten: Von allem nicht zu viel und nicht zu wenig.

Sicherheit in Bezug auf unsere Nahrung ist ein wichtiges Thema. Doch unsere größte Aufmerksamkeit sollten wir weniger den möglichen und mehr den wahrscheinlichen Bedrohungen widmen. Verzerrte Vorstellungen bewirken, dass heute unverhältnismäßig hohe Anforderungen an die Risikominimierung bestimmter Lebensmittelbestandteile gestellt werden, die relativ unwichtig sind. Würden die gleichen Sicherheitsmaßnahmen, wie sie in der Lebensmittelchemie üblich und vorgeschrieben sind, auf Bestandteile von Naturprodukten angewendet, wir würden praktisch nichts mehr zu essen haben.

Beruf

Verlässliche Daten über berufsbedingte Risiken kommen vor allem aus der Versicherungsbranche, wo Statistiken über Unfälle, Berufskrankheiten und Todesfälle geführt werden. Da jedoch der Personalbestand der versicherten Betriebe, auf den die Zahlenwerte der Risiken meist bezogen werden, auch Personen umfasst, die dem jeweiligen Berufszweig nicht direkt angehören (zum Beispiel Büropersonal in einer Autoreparaturwerkstätte), müssen die zitierten Risikozahlen eine Unterschätzung der jeweiligen Berufsrisiken darstellen.

Die Risiken in den verschiedenen Berufszweigen sind sehr unterschiedlich hoch. Die höchsten, durch Unfälle bedingten *Todesfallrisiken* sind mit 1:650 pro Jahr beim elektrischen Freileitungsbau zu verzeichnen, sie sind aber auch im Forstbetrieb (1:1100), bei Dachdeckerarbeiten (1:1500) und bei Arbeiten in Kies- und Betonwerken (1:1600) hoch. Für die Beschäftigten im Transportwesen – in der Schifffahrt, bei Luftseilbahnen und beim Flugpersonal – liegen die Todesfallrisiken bei über 1:2000 pro Jahr.

Am anderen Ende der Skala mit weniger als einem Toten von 100 000 Beschäftigten pro Jahr stehen die Todesfallrisiken in den Berufsbereichen Feinmechanik, Optik, Uhren- und Schmuckherstellung. Das Todesfallrisiko in Büros und Verwaltungen ist bemerkenswerterweise ein Mehrfaches hiervon, nämlich 1:27 000 pro Jahr, woran allerdings die Straßenverkehrsunfälle der Betriebsvertreter im Außendienst einen wesentlichen Anteil haben. In einigen Berufsgruppen der Metall- und Maschinenindustrie sowie in der Pharmaindustrie liegen die unfallbedingten Todesfallrisiken noch tiefer als in den Büros (17).

Unfallrisiken größer als 1:500 pro Jahr bestehen in Schlachthöfen und Metzgereien, im Forstbetrieb und bei Dachdeckerarbeiten sowie im Altstoffhandel. Die kleinsten Unfallrisiken bestehen in den Büros und Verwaltungen. Unter 1:3300 pro Jahr liegen die Unfallrisiken bei der Uhren- und Schmuckherstellung, in der Bekleidungsindustrie, beim Flugpersonal sowie in der Feinmechanik und Optik. Aus diesen Hinweisen geht hervor, dass sich die Unfallrisiken in den verschiedenen Berufszweigen weit weniger stark voneinander unterscheiden als es bei den Todesfallrisiken der Fall ist. Eine Rolle dürfte spielen, dass tödlich verlaufende, also besonders schwere Unfälle für einen Berufszweig oft ausgesprochen charakteristisch sind, während die weniger schweren, also nicht tödlichen Unfälle auf zahlreiche allgemeine Ursachen wie Stürze, Stich-, Schnitt-, Quetsch- und Brandverletzungen sowie auf Unfälle auf dem Arbeitsweg zurückgehen (17).

Vergleicht man die nicht immer sehr homogenen Gruppen von Berufszweigen, so lässt sich anhand des Gruppenmittels des unfallbedingten Todesfallrisikos eine grobe Risikoabstufung vornehmen: Die höchsten Berufsrisiken sind im Bauwesen sowie im Transportwesen vorherrschend, auch im Bereich Steine und Erden sowie der Energieversorgung sind noch hohe Todesfallrisiken zu finden, während in der Nahrungs- und Genussmittelbranche sowie im Handel meist kleinere Risiken auftreten. Die geringsten Risiken sind in den Verwaltungsbetrieben, in der Metall- und Maschinenindustrie, der chemischen Industrie (!) sowie in den Nichtmetall-Industrien zu verzeichnen (17).

Verkehr

Zwei Phänomene sind am Risikofaktor Auto erstaunlich: Zum einen die praktisch universelle Akzeptanz eines nicht unerheblich hohen Risikos, zum anderen die Passivität, die sinnvollen Sicherheitsmaßnahmen entgegengebracht wird.

Nationale Unterschiede in den Unfallstatistiken stehen in einem direkten Zusammenhang mit den Sicherheitsmaßnahmen, welche die einzelnen Staaten für den Straßenverkehr für notwendig und sinnvoll erachten. Finnland hat als eines der ersten Länder gezeigt, was beim Auto in der Risikoreduzierung getan werden kann. 1975 wurde der Gebrauch von Sicherheitsgurten obligatorisch, die zulässigen Höchstgeschwindigkeiten wurden reduziert und die Strafen für Trunkenheit am Steuer drastisch erhöht. Dadurch konnten in den folgenden fünf Jahren die tödlichen Verkehrsunfälle um die Hälfte reduziert werden, während sich die Todesziffern in Deutschland oder Großbritannien im gleichen Zeitraum nur wenig änderten.

Das „Risiko des Autos“ betrug 1999 bei uns etwa 1:10000 (4.0 Sicherheitsgrade). Es liegt damit höher als beispielsweise in den USA, aber niedriger als in Frankreich oder der Türkei.

Das Autorisiko ist sehr stark alters- und geschlechtsabhängig. So liegt bei Männern die Todesrate zwei- bis dreimal über der von Frauen. Während Menschen über 65 Jahren relativ selten in tödliche Verkehrsunfälle verwickelt werden, trifft das Gegenteil für Führerscheininhaber unter 20 Jahren zu. Besonders hoch ist die Todesrate bei den 20- bis 25-Jährigen. Das höchste Verletzungs- und auch Todesfallrisiko geht der jugendliche Motorradfahrer ein, das kleinste ein Fußgänger im Alter unter 60 Jahren. Bei älteren Fußgängern liegt das Todesfallrisiko um das Dreifache und mehr, bei jugendlichen Autofahrern zwischen 20 und 24 Jahren fast um das Fünffache höher als der Gesamtdurchschnitt (17). Das Automobilrisiko ist auch stark vom Tageszeit- und Wochentagsfaktor bestimmt: Nachts passieren mehr tödliche Unfälle als tagsüber, freitags und samstags mehr als an anderen Wochentagen. Die meisten tödlichen Unfälle ereignen sich, wenn relativ wenig Wagen auf der Straße sind, die Sicht eingeschränkt ist und die Gelegenheit zum vorhergehenden Alkoholgenuss günstig war. Im Gegensatz dazu ist das tägliche Ritual des Pendelns mit weniger tödlichen Unfällen verbunden (34).

Da Autofahren im täglichen Leben ein beachtliches und zugleich mehr oder weniger freiwilliges Risiko darstellt, sollte man sich bei Diskussionen über Risiken und deren Akzeptanz beziehungsweise Ablehnung gerade am Sicherheitsgrad des Autofahrens orientieren.

Das *Fliegen* in einem zivilen Verkehrsflugzeug ist weit weniger gefährlich als allgemein angenommen. Das Risiko, während *eines* Linienflugs getötet zu werden, liegt bei etwa 1:800000. (Sicherheitsgrad 5.9). Für einen Vielflieger jedoch, der beispielsweise 100 Flüge pro Jahr absolviert, liegt das Todesrisiko durch Flugzeugabsturz 100-mal höher. Sein Risiko ist also nicht 1:800000 pro Flug, sondern 1:8000 pro Jahr (Sicherheitsgrad 3.9).

Dividiert man die Zahl der jährlichen Flugpassagiere durch die Zahl der Todesopfer eines Jahres, so ergibt sich daraus das Risiko des einzelnen Passagiers, während eines Linienflugs getötet zu werden. Zwischen 1990 und 2000 war die jährliche Todesrate bei Unfällen mit in Deutschland zugelassenen Luftfahrzeugen im In- und Ausland fluktuierend und liegt im Durchschnitt bei 85 Toten. Die Zahl der Passagiere stieg im gleichen Zeitraum ständig (1999: 67 Millionen Flugpassagiere, 2000: 72 Millionen). Dabei gab es die wenigsten Opfer in der Klasse über 5,7 Tonnen (zivile Großflugzeuge), in der Klasse unter 2 Tonnen (Privatflugzeuge) mit Abstand die meisten, gefolgt von Segelflugzeugen mit und ohne Hilfsantrieb.

Risiken der Medizin
Im Zentrum öffentlichen Interesses

Krankheit als Risiko

Die Gefahren, die von Krankheiten ausgehen, werden unterschiedlich eingeschätzt. Was der eine in Bezug auf seinen Körper akzeptiert, lehnt der andere ab. Das hängt auch damit zusammen, dass jeder unter Gesundheit etwas anderes versteht, denn Begriffen wie Gesundheit und Krankheit liegen keine klaren Definitionen zugrunde.

Wir sind an Gesundheit zunächst so sehr gewöhnt, dass wir diesen Zustand als selbstverständlich erachten. Wenn wir noch nicht krank gewesen sind, wissen wir im Zustand der Gesundheit auch nicht, was Krankheit ist, da uns die Erfahrung, der Vergleich fehlt. Erst wenn der eine Zustand in den anderen übergeht, erkennen wir am Unterschied das Wesen von Gesundheit und Krankheit.

Eine Krankheit kann zu einer vorübergehenden Beeinträchtigung unserer Leistungsfähigkeit, unserer Stimmung oder unseres allgemeinen Wohlbefindens führen, kann die Lebensqualität erheblich beeinträchtigen, kann aber auch Dauerschäden verursachen, Gebrechen hinterlassen und schließlich zu einem vorzeitigen Tod führen. Es ist uns also klar, dass von den verschiedenen Krankheiten unterschiedliche Gefahren ausgehen, von denen die einen mit einem geringeren, die anderen mit einem höheren Risiko für unsere Gesundheit und unser Leben verbunden sind.

Bei der Reduzierung des Risikos von Krankheiten beziehungsweise der Bekämpfung ihrer Gefahren haben in den Industrieländern neben sozialen und hygienischen Maßnahmen die Produkte der pharmazeutischen Industrie eine entscheidende Rolle gespielt. Vergaß man damals über dem unmittelbar erfahrenen Nutzen vielleicht allzu leicht den möglichen Schaden, so neigt man heute eher dazu, über dem gelegentlichen Schaden den unverändert hohen Nutzen zu vergessen.

Als erste rein industriell entwickelte antibakterielle Arzneistoffe wurden 1935 die Sulfonamide eingeführt. In einer damaligen Studie, in der 100 Patienten mit dem neuen Wirkstoff behandelt wurden, war die Sterblichkeitsrate 8 %, das heißt, annähernd jeder zehnte Patient starb an der Behandlung. In einer Vergleichsgruppe, die mit den besten Standardmethoden damaliger Zeit behandelt wurde, starb beinahe jeder dritte. Dieser überzeugende Unterschied zwischen dem Risiko der Krankheit und dem Risiko des gegen sie eingesetzten Medikaments führte zu einer allgemeinen Akzeptanz von Sulfonamiden als Lebensretter bei Lungenentzündung. Wenige Jahre später wurde Penicillin eingeführt und blieb ein Mittel der Wahl bis zum heutigen Tag.

Über die Häufigkeit von erfahrenem Nutzen und erlittenem Schaden durch Arzneimittel gibt es wenig exakte Zahlen, jedoch kann aufgrund empirisch belegter Daten festgestellt werden, dass jedes Jahr bei uns Millionen Menschen durch Arzneimittel geholfen wird, zum Teil in lebensbedrohenden Situationen. Demgegenüber stehen ungleich weniger Schadensfälle.

Während der Nutzen einer erfolgreichen Arzneimitteltherapie für den einzelnen Menschen nur durch Worte beschreibbar ist, lassen sich die Auswirkungen unbehandelter Krankheiten und der volkswirtschaftliche Nutzen ihrer Vorbeugung oder Behandlung in Geld ausdrücken. Dafür einige Beispiele:

Für die in der Bundesrepublik Deutschland zwischen 1962 und 1970 durchgeführten Polio-Schluckimpfungen betrugen die Kosten rund 50 Millionen DM, für vermutete Impfschäden wurden weitere 20 Millionen veranschlagt. Demgegenüber wurden unter Berücksichtigung der Situation vor der Impfperiode etwa 52 000 Neuerkrankungen vermieden und dadurch 3,26 Milliarden DM allein an Behandlungs-, Pflege- und Rehabilitationskosten gespart. Das ergibt ein Kosten-Nutzen-Verhältnis von 1:90 (56).

Die neuen therapeutischen Möglichkeiten, die der Wirkstoff L-Dopa bei der Behandlung der Parkinson'schen Krankheit eröffnete, ergaben allein für 1971 in der Schweiz nach Abzug der Behandlungskosten einen volkswirtschaftlichen Nutzen von 169 Millionen Schweizer Franken durch Vermeidung von Pflegekosten und Wiederherstellung der Arbeitskraft der Erkrankten (10).

Durch den wirkungsvollen Einsatz der so genannten H2-Blocker, wie Cimetedin, zur Behandlung von Zwölffingerdarmgeschwüren werden die Patienten früher beschwerdefrei; dadurch verbessert sich ihre Arbeitsfähigkeit und geht die Zahl der Krankenhauseinweisun-

gen, der stationären Aufenthaltszeiten und der Ulkusoperationen deutlich zurück. Der Einsatz von Cimetedin brachte allein in der Bundesrepublik Deutschland im Jahr 1980 Einsparungen von 170 Millionen DM (56).
Zusammenhänge zwischen frühzeitigem Tod infolge Bluthochdruck und dem Verbrauch blutdrucksenkender Arzneimittel weist eine Studie aus der Schweiz nach, der zufolge in den Jahren zwischen 1972 und 1975 der Verbrauch von blutdrucksenkenden Medikamenten um 8% stieg und die durch Hypertonie bedingten Todesfälle parallel dazu um 9% sanken (47).
Amerikanische Wissenschaftler haben ausgerechnet, wie viel zusätzliche Lebenserwartung eine erfolgreiche Blutdrucksenkung dem Patienten bringt. So wird ein 20-jähriger Mann mit einem unteren Blutdruckwert von 110 mm Hg unbehandelt wahrscheinlich nur 66,5 Jahre alt. Wird dieser Druck jedoch medikamentös auf 90 mm Hg herabgesetzt, kann er damit rechnen, 74,5 Jahre alt zu werden (66).
Aufgrund einer groß angelegten Studie vertritt der renommierte englische Epidemiologe R. Peto die Ansicht, dass sich über 8000 Herzinfarkttote pro Jahr allein in Deutschland vermeiden ließen, wenn alle Patienten nach überstandenem ersten Infarkt täglich eine geringe Menge Acetylsalicylsäure (ASS) einnehmen würden (zit. n. 6).

Es wird immer wieder behauptet (und bezweifelt), dass Vorsorge billiger sei als später die Behandlung. Vergleicht man in den gegebenen Beispielen allein die Kosten der Medikamente mit denen der Krankheitsbehandlung, dann liegt die Vermutung nahe, dass diese Ansicht richtig ist.

So wie für den Wert eines Arzneimittels nicht nur dessen Kosten, sondern auch der mit ihm erzielbare gesamtwirtschaftliche Nutzen in Betracht zu ziehen ist, so sind für die Frage der Akzeptabilität einer medikamentösen Behandlung nicht nur die Risiken eines medikamentenbedingten Schadens, sondern auch der Nutzen der vermiedenen Krankheitsgefährdung zu bewerten. Dies ist vor allem bei ursächlich wirkenden Arzneimitteln sinnvoll, weil die Chance der kausalen Krankheitsbeeinflussung mit dem Risiko des Arzneimittels direkt verglichen werden kann.

Je gefährlicher die Krankheit und je weniger bei ihr auf ein bestimmtes Mittel verzichtet werden kann, umso höher wird beim

Patienten auch die Akzeptanz des mit seinem Einsatz verbundenen Risikos sein. Umgekehrt wird das Risiko, das man einzugehen bereit ist, gering sein, wenn auch der Nutzen, den ein Wirkstoff verspricht, gering ist.

Das Todesrisiko der durch Pneumokokken bedingten Lungenentzündung beträgt 1:3. Penicillin oder andere verwandte Stoffe können diese Krankheit bei etwa 90 % der Patienten heilen, das Todesrisiko liegt heute bei 1:20. Antibiotische Substanzen – wie Penicillin – sind aber nicht frei von Risiken. Am bekanntesten ist ihre Eigenschaft, allergische Reaktionen auszulösen. Das Risiko einer allergischen Reaktion liegt beim Menschen für Penicillin bei etwa 1:50. Die meisten derartigen Reaktionen sind für eine bestimmte Zeit „nur" belästigend, nicht lebensgefährlich. Reaktionen, die zum Tode führen, treten sehr selten auf und liegen verschiedenen Studien zufolge zwischen 1:100 000 und 1:1 000 000 (23).
Menschen mit bestimmten Begleitkrankheiten, so genannte Risikopatienten, sind durch die Pneumokokken-Pneumonie besonders gefährdet. Deshalb ist es bei ihnen sinnvoll, vorbeugend zu impfen. Keine Impfung jedoch ist risikofrei, allergische Reaktionen können auftreten. Das Risiko eines ernsthaften Schadens kann nicht genau angegeben werden, ist aber wahrscheinlich geringer als 1:10 000.

Vergleicht man in diesem Beispiel die Chance einer wirksamen Vorbeugung oder Behandlung der Lungenentzündung mit dem Risiko einer medikamentenbedingten Allergie, so spricht – bezogen auf die Gesamtbevölkerung – alles dafür, mit Penicillin zu behandeln.

Der Einzelne muss somit abwägen. Wenn es sich um eine harmlose Störung der Gesundheit handelt, werden die meisten wahrscheinlich – da ernste Gefahren für Leben und Gesundheit nicht zu befürchten sind – gar nichts tun oder nur einer Behandlung zustimmen, deren Risiko geringer ist als das der Befindensstörung. Ein Risiko, das für die Behandlung einer schweren Krankheit akzeptabel ist, kann für die Behandlung von Kopfschmerzen oder eines verstauchten Fußes unakzeptabel sein. Sobald es aber um eine ernstere Erkrankung geht, gegen die es auch eine wirksame Therapie gibt, ist das „Nichtstun" wahrscheinlich die schlechteste Alternative. Die Einnahme eines Antibiotikums ist nicht ohne Risiken, aber die Nichteinnahme bei einer Lungenentzündung ist es (in wesentlich größerem Ausmaß) auch.

Wie hoch das Risiko einer Therapie sein darf, muss deshalb von Fall zu Fall entschieden werden. Dabei können folgende Risikoschwellen zugrunde gelegt werden:

Arzneimittel gegen/für	**Akzeptables Risiko**
Krebs, Aids	hoch
Schnupfen, Kopfschmerz	niedrig
Hautbräunung	null

In vielen therapeutischen Situationen nun werden Arzneimittel nicht ursächlich, sondern rein symptomatisch angewandt, etwa um unerwünschte Krankheitssymptome zu lindern. Ein Beispiel hierfür sind die nichtsteroidalen Rheumamittel. Diese Medikamente reduzieren Schmerzen in den befallenen Gelenken und verbessern die Bewegungsfähigkeit, greifen aber nicht grundlegend in den Ablauf der Krankheit ein. Der Gebrauch dieser Medikamente ist relativ häufig mit unangenehmen Nebenwirkungen verbunden, vor allem mit Magenschmerzen. Hier muss der Patient selbst entscheiden, ob er diese möglicherweise bei sich auftretenden Begleiterscheinungen in Kauf nehmen will oder nicht. Dabei kann er selbst zu einer klaren Entscheidung kommen, indem er das Arzneimittel einnimmt und die unerwünschten Wirkungen des Medikaments mit denen der Krankheit vergleicht (23).

Schwieriger ist es, den symptomatischen Nutzen dieser Medikamente gegen das Risiko einer ernsthaften Nebenwirkung abzuwägen. Alle nichtsteroidalen Rheuma- und Schmerzmittel haben ein Risiko, Magengeschwüre hervorzurufen, von 1:100 bis 1:1000. Normalerweise heilen solche Geschwüre, können aber auch bluten, durchbrechen und sogar zum Tode führen, besonders dann, wenn der Patient alt ist und an weiteren Gesundheitsstörungen leidet. Im Allgemeinen liegt die Wahrscheinlichkeit eines tödlichen Ausgangs einer solchen Behandlung etwa zwischen 1:10 000 und 1: 100 000 pro Behandlungsjahr (23). Einerseits ist dieses Risiko so gering, dass ein Arzt in seinem gesamten

Berufsleben möglicherweise niemals einen Patienten an einem solchen Arzneimittel sterben sieht. Andererseits kann bei der großen Anwendungshäufigkeit solcher Medikamente das Risiko so groß erscheinen, dass die Aufmerksamkeit der Medien erregt wird, Angstreaktionen in der Bevölkerung ausgelöst werden und sich die Kontrollbehörden unter öffentlichem Druck gezwungen sehen, das betreffende Mittel vom Markt zu nehmen. In einer großen Zahl derartig abgelaufener Fälle Mitte der 80er-Jahre hat sich der Nebenwirkungsverdacht später bei genauer Nachprüfung als unberechtigt oder der Schaden als äußerst gering erwiesen. Global gesehen sind Arzneimittelrisiken verglichen mit den Risiken der Krankheiten selbst sehr gering. Die Sterberisiken bewegen sich bei schweren Krankheiten ohne Behandlung zwischen 1:100 und 1:1, diejenigen der zu ihrer Behandlung eingesetzten Arzneimittel dagegen liegen zwischen 1:100000 und 1:1000 (siehe auch Abbildung 14).

Gesunde und Kranke unterscheiden sich in ihrer generellen Einstellung zu Arzneimitteln und in der Beurteilung ihrer Risiken und ihres Nutzens. Gesunde nehmen gegenüber Medikamenten eine als distanziert und vorsichtig zu beschreibende Einstellung ein. Im Gegensatz zu Kranken versprechen Medikamente den Gesunden relativ weniger Nutzen und verursachen häufiger Ängste. Wegen der Nebenwirkungsrisiken sind sie im Umgang mit Arzneimitteln noch vorsichtiger als die Betroffenen und würden sie mehrheitlich nur im äußersten Notfall anwenden.

Werden die Risiken einer Arzneimittelbehandlung und die Folgewirkungen durch Nichtbehandlung einer Krankheit miteinander verglichen, so sind Kranke mehrheitlich der Auffassung, dass es riskanter ist, ihre Krankheiten nicht zu behandeln, als gegen sie Arzneimittel einzunehmen und dann mit deren Risiken rechnen zu müssen (36). Die unterschiedliche Beurteilung von Medikamenten durch Gesunde und Kranke ist durchaus verständlich. Ist sich der Mensch erst einmal bewusst, dass sein Leben durch Krankheit bedroht ist, dann erscheint ihm auch das Risiko von Behandlung in einem anderen Licht, einfach deshalb, weil sich das Verhältnis von Chance zu Risiko geändert hat.

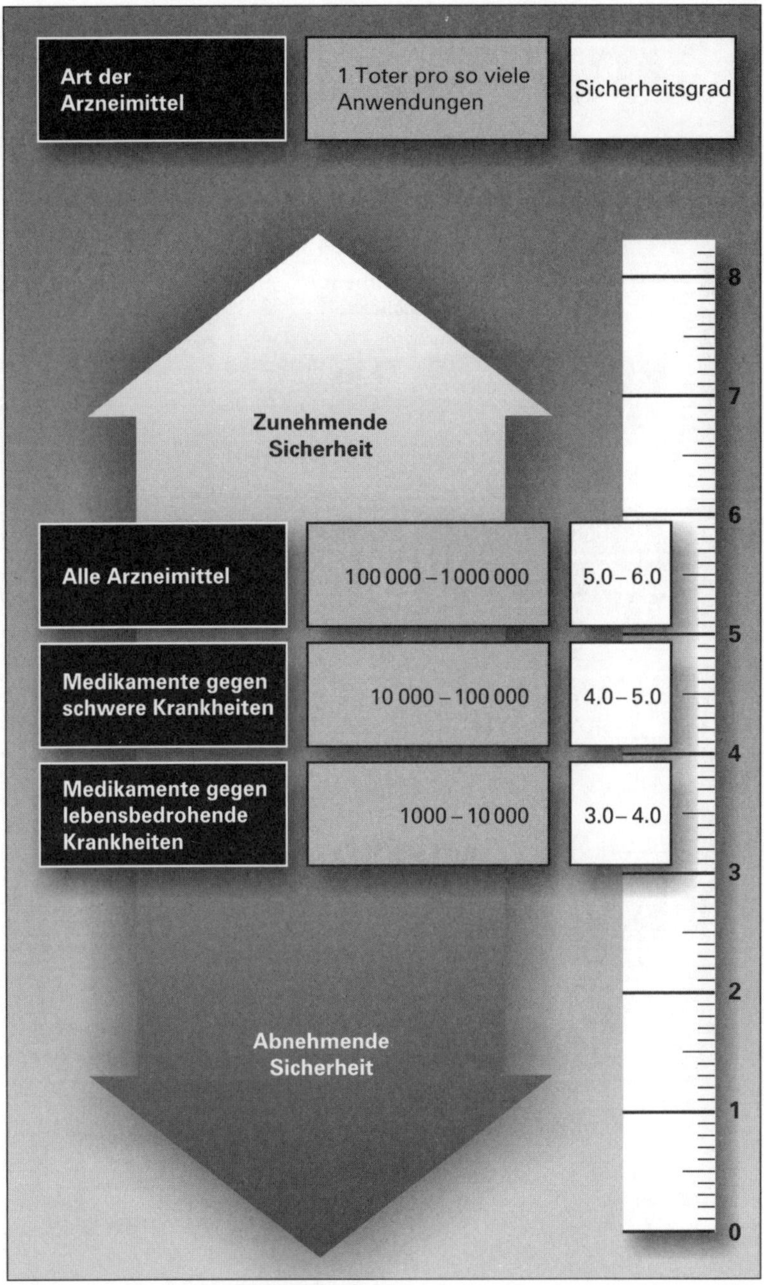

Abb. 14: Risiken von Arzneimitteln (32, 39)

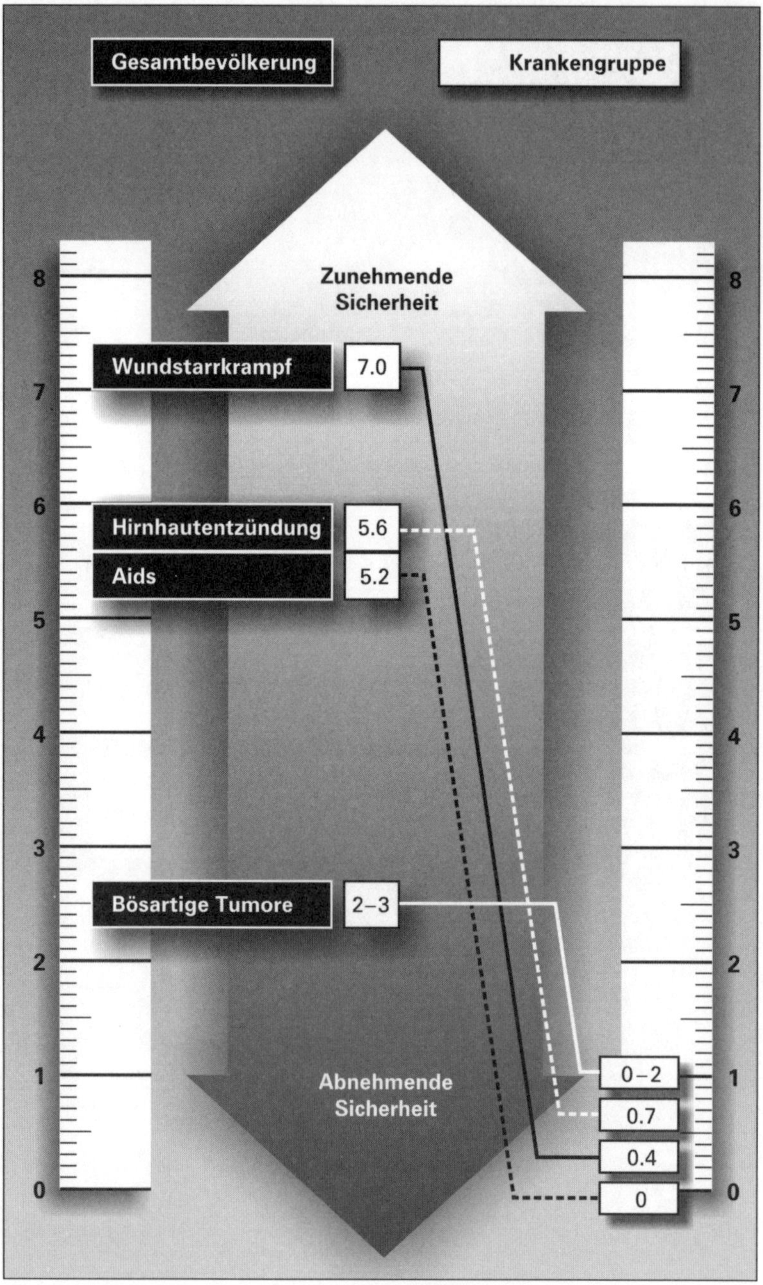

Abb. 15: Vorzeitiges Sterberisiko bei verschiedenen Krankheiten (23, 47)

Arzneimittel sind nicht für Gesunde geschaffen, sondern für Kranke. Daher ist für Risikovergleiche nicht das Krankheitsrisiko der Gesamtbevölkerung, sondern das einer Gruppe von Personen, die an der gleichen Krankheit leiden (Krankenkollektiv), relevant.

Die Wahrscheinlichkeit, an einer bestimmten Krankheit den Tod zu finden, kann unterteilt werden in die Wahrscheinlichkeit, überhaupt an ihr zu erkranken und zu sterben, und die Wahrscheinlichkeit, nach erfolgter Erkrankung zu sterben. Abbildung 15 macht deutlich, dass das vorzeitige Sterberisiko für den Einzelnen innerhalb einer bestimmten Krankengruppe deutlich größer ist als innerhalb der Gesamtbevölkerung, und dass für verschiedene Krankheiten die Risikoschwellen sehr unterschiedlich sein können:

Der *Wundstarrkrampf* (Tetanus) besitzt wegen fast flächendeckender Schutzimpfung für den Normalbürger ein extrem geringes Todesrisiko: 1:10 Millionen (Sicherheitsgrad 7). Erkrankt man jedoch an ihm, so können auch durch Behandlung nur wenige Infizierte gerettet werden: 1:3 (Sicherheitsgrad 0.4) (23).

Auch eine unbehandelte *Hirnhautentzündung* bedeutet fast immer den sicheren Tod des Betroffenen. Das Risiko für den Einzelnen, sie zu bekommen, liegt bei etwa 1:375 000 (Sicherheitsgrad 5.6). An ihr erkrankt, sinkt dieses Risiko ohne medikamentöse Behandlung auf weniger als 1:10 (unter Sicherheitsgrad 1) (47).

Das allgemeine Sterberisiko für *Zuckerkrankheit* (insulinabhängiger Diabetes) beträgt etwa 1:100 000 (Sicherheitsgrad 5.0). Unbehandelt stirbt man nach kurzer Zeit an dieser Krankheit, das Sterberisiko liegt unter 1:10 (unter Sicherheitsgrad 1). Durch die Möglichkeit der regelmäßigen Insulingabe hat sich dieses Risiko heute auf 1:100 reduziert (Sicherheitsgrad 2) (47).

Oder *Aids*. Das Sterberisiko ist mit etwa 1:140 000 (Sicherheitsgrad 5.2) ebenfalls relativ gering. Da aber bis heute weder ein nachhaltig wirksames Medikament noch ein Impfstoff gefunden wurde, beträgt es für die daran Erkrankten immer noch 1:1 (Sicherheitsgrad 0) – also 100 %.

Für den Einzelnen in der Bevölkerung liegt das Risiko, an *Krebs* zu sterben, zwischen 1:200 (Sicherheitsgrad 2) und 1:1000 (Sicherheitsgrad 3). Das Risiko eines vorzeitigen Todes nimmt jedoch zu, wenn man zu der Gruppe der Krebskranken gehört; es liegt dann bei 1:1(Sicherheitsgrad 0) bis 1:100 (Sicherheitsgrad 2) (33).

Arzt als Risiko

Es gibt gute und weniger gute Kraftfahrzeugmechaniker, und es gibt gute und weniger gute Ärzte. Die Irrtümer oder Fehler eines Kraftfahrzeugmechanikers können ebenso fatale Wirkungen haben wie die Irrtümer oder Fehler eines Arztes oder die eines Apothekers, einer Operationsschwester, eines Krankenpflegers.

Der Ruf, den ein Arzt genießt, muss nicht unbedingt seinem fachlichen Können entsprechen. Da ein Patient immer nur durch die Leistung des Arztes zu beeindrucken ist und sich ärztliche Leistung nicht verallgemeinern lässt, kann sie sich auch nur am Einzelnen zeigen und von ihm beurteilt werden. Ein und derselbe Arzt kann für den einen Patienten der richtige, für einen anderen weniger geeignet sein. Ein und derselbe Arzt kann in der Behandlung einer bestimmten Krankheit ein Meister sein, mit einer anderen Krankheit aber Schwierigkeiten haben.

Eine der wichtigsten Tätigkeiten des Arztes besteht in der Verschreibung von Medikamenten, wobei sich Ärzte sehr unterschiedlich verhalten können. Dieses Verhalten ist von der Ausbildung, vom Wissensstand, vom Alter und damit von der Erfahrung abhängig und wird von den Ansichten der einzelnen Medizinschulen, von den Diskussionen in den Fachmedien und den Wünschen der Patienten selbst beeinflusst.

Studien über die Verschreibungsgewohnheiten von Ärzten haben ergeben, dass umso mehr Arzneimittel verschrieben werden, je geringer die Erfahrung und der Wissensstand des Arztes sind. Und viele Arzneimittelzwischenfälle wie die mit Clioquinol, Osmogit oder Lipobay haben gezeigt, dass Ärzte aus Unkenntnis oder Überheblichkeit Arzneimittel in falscher Dosierung oder in nicht erlaubter Kombination verordnet haben.

Medizintechnik kann den Arzt in die Lage versetzen, eine bessere medizinische Diagnostik beziehungsweise Therapie zu betreiben. Der technische Fortschritt schreitet aber so rasch voran und verursacht derart enorme Kosten, dass es dem Einzelnen oftmals nicht mehr möglich ist, immer auf dem neuesten Stand der Technik zu stehen, aber auch deren Ergebnisse richtig zu interpretieren. Ultraschall, Infrarot und Röntgen sind medizintechnische Verfahren, die nicht nur richtig angewandt, sondern auch richtig beurteilt werden müssen, also auch falsch interpretiert werden können. Ein Risiko ist es auch, wenn der Arzt bestimmte operative Korrekturen (zum Beispiel an den Augen oder Zähnen) von Geräten durchführen lässt, selbst aber keine operative Erfahrung besitzt.

Aus diesen Beispielen geht hervor, dass auch die Wahl eines Arztes und die Entscheidung, sich ihm anzuvertrauen, mit Risiken verbunden ist, so wie dies natürlich auch für die Wahl einer Apotheke, einer Klinik oder eines Sanatoriums gilt.

Arzneimittel als Risiko

Jede Arznei ist gleichzeitig auch ein Gift. Das griechische Wort „Pharmakon" bedeutet ebenso Heilmittel wie Gift. Viele Drogen wurden zunächst als Gifte verwendet, bevor man ihre arzneilichen Wirkungen erkannte.

> Curare-Zubereitungen und Strophantus-Samen wurden jahrhundertelang als Pfeilgifte bei der Jagd benutzt, bevor Thomas Frazer 1890 die Wirkung des Strophantins auf das Herz entdeckte und bevor man im Jahre 1942 erstmals den Wirkstoff d-Tubocurarin bei Operationen zur Muskelerschlaffung verwandte.

Keine Substanz ist als solche giftig oder ungiftig. Giftig ist keine Eigenschaft, sondern eine Wirkung, und diese wiederum ist gekennzeichnet durch die Art der Substanz und die Eigenschaften des betroffenen Organismus. Es ist eine zwar naturwissenschaftlich begründete, aber leider schwer nachvollziehbare Erkenntnis, dass die Ambivalenz zwischen erwünschten und unerwünschten Eigenschaften grundsätzlich in ein und demselben Stoff stecken kann. Vielen Menschen fällt es gefühlsmäßig schwer, diese so entscheidende Tatsache zu akzeptieren.

Es war der Schweizer Naturforscher und Arzt Paracelsus (1493–1541), der vor über 400 Jahren sagte: „Alle Substanzen sind Gifte, allein die Dosis entscheidet, ob eine Substanz kein Gift ist." Er prägte damit schon den uns heute geläufigen Begriff von der

„therapeutischen Breite“, worunter der Abstand zwischen der heilenden – der therapeutischen – Dosis und der schädlichen – der toxischen – Dosis zu verstehen ist.

Die Beobachtung des Paracelsus, dass die Giftigkeit, ähnlich wie die Farbe oder die Dichte, eine Eigenschaft *jeden* Stoffes ist, war in einer Zeit revolutionär, in der man nur bei wenigen Substanzen giftige und damit magische Eigenschaften vermutete.

Der britische Arzt William Withering (1741–1799), der die Digitalis-Therapie bei Herzschwäche angab, schrieb: „Gifte in kleinen Dosen sind die besten Medizinen; und nützliche Medizinen in zu hohen Dosen sind giftig“ (zit. n. 40). Was nichts anderes heißt als: Arzneimittel sind nützliche Gifte.

Für die Therapie ist die absolute Wirksamkeit eines Arzneimittels weniger interessant als seine *therapeutische Breite*, also der Bereich, wo seine Konzentration im Körper groß genug ist, um die erwünschte therapeutische Wirkung zu ermöglichen, jedoch noch nicht so hoch ist, dass bereits auf Überdosierung zurückzuführende Nebenwirkungen auftreten. Je größer die therapeutische Breite, umso sicherer ist das Arzneimittel.

Bei Acetylsalicylsäure (ASS), einem in vielen Schmerzmitteln vorhandenen Wirkstoff, genügen 0,5–1 g zur Therapie; ernsthafte Gifterscheinungen setzen erst bei einmaliger Gabe von etwa 5 g, die tödliche Wirkung bei etwa 30 g ein. Acetylsalicylsäure besitzt also eine große therapeutische Breite.
Sehr gering hingegen ist die therapeutische Breite des aus der Fingerhutpflanze gewonnenen Herzglykosids Digoxin zur Behandlung von Herzschwäche. Die tägliche therapeutische Dosis beträgt 0,2–0,4 mg, die schädliche wird schon bei etwa 1 mg erreicht. Bei einer versehentlichen Zuvieleinnahme kann es deshalb bei dieser Substanz und ähnlichen Herzglykosiden zu Nebenwirkungen kommen, deren Schweregrad mit der Höhe der Überdosierung steigt (28).

Dass die Dosis nicht nur bei Arzneimitteln große Bedeutung für Nutzen oder Schaden haben kann, sondern für alles, was wir im täglichen Leben zu uns nehmen, zeigt das folgende Beispiel:

Marzipan verdankt seinen aromatischen Geschmack der Blausäure, die in den für Marzipan unentbehrlichen bitteren Mandeln enthalten ist. Während durch die relativ niedrige Dosis von Blausäure im Marzipan noch niemand zu Schaden gekommen ist, sind immerhin nur 50 mg (enthalten in 50 bitteren Mandeln) bereits tödlich (11). Die therapeutische Breite von bitteren Mandeln ist also gering.

Die therapeutische Breite definiert also das, was der Pharmakologe den Sicherheitsspielraum einer Wirksubstanz nennt. Bei Arzneimitteln ist der Abstand zwischen der heilenden und der schädigenden Dosis in der Regel groß. Dass damit jedoch nicht die ganze Sicherheit abgedeckt ist, zeigt das Beispiel Thalidomid.

Thalidomid (Contergan) zeichnete eine hohe therapeutische Breite aus, mit Contergan konnte man sich praktisch nicht das Leben nehmen. Dennoch hatte es für eine bestimmte Personengruppe (schwangere Frauen) und zu einer ganz bestimmten Zeit (Frühschwangerschaft) seine folgenreichen Probleme.

Da also jede Wirksubstanz – sei sie natürlicher Herkunft oder künstlich erzeugt – neben ihrem erwünschten Nutzen auch unerwünschte Begleiterscheinungen haben kann, wird sie einer Vielzahl von Laboruntersuchungen, klinischen Prüfungen und Fertigungskontrollen unterworfen, bevor sie schließlich als Arzneimittel verwendet werden darf.

Alle Industriestaaten verfügen über Arzneimittelgesetze, die vom Hersteller den Nachweis von „Wirksamkeit" und „Sicherheit" seiner Produkte verlangen. Da es aber das risikofreie Arzneimittel nicht gibt, kann es sich bei der gesetzlichen Forderung nach Sicherheit nur um ein anzustrebendes, nicht um ein tatsächlich erreichbares Ziel handeln. Denn entweder ist eine pharmakologische Substanz biologisch inaktiv, dann wird sie vermutlich sicher, aber sicher nicht medikamentös nutzbar sein, oder sie ist wirksam, dann mag sie nutzbar, wird aber sicher nicht sicher sein.

Wie bei allen anderen Risiken, so kann auch bei den Risiken der Arzneimittel zwischen der Schwere einer Nebenwirkung und der

Wahrscheinlichkeit ihres Eintritts unterschieden werden. Vier Situationen sind denkbar:

1 Die Schwere der Nebenwirkung ist gering, die Wahrscheinlichkeit ihres Auftretens ist es ebenfalls.
2 Die Schwere der Nebenwirkung ist gering, die Wahrscheinlichkeit ihres Auftretens ist hoch.
3 Die Schwere der Nebenwirkung ist beträchtlich, die Wahrscheinlichkeit ihres Auftretens gering.
4 Die Schwere der Nebenwirkung ist beträchtlich, die Wahrscheinlichkeit ihres Auftretens hoch (47).

In den Fällen 1 und 4 dürfte die Entscheidung darüber, ob ein Medikament therapeutisch am Menschen angewandt werden darf, für die Zulassungsbehörde relativ unproblematisch sein: In Fall 1 wird das Medikament – seine Wirksamkeit vorausgesetzt – ohne weiteres auf den Markt kommen. Im Falle von schweren *und* häufigen Nebenwirkungen (Fall 4) wird ein neues Medikament nur dann eingeführt, wenn der drohende Krankheitsverlauf mit hoher Wahrscheinlichkeit tödlich ist und vorderhand keine bessere Therapie zur Verfügung steht.

Nicht eindeutig sind die Fälle 2 und 3. Die Entscheidung über die Einführung wird bei einem solchen Medikament davon abhängen, wie die Schwere und Wahrscheinlichkeit des Risikos gegeneinander abgewogen und der entsprechende Nutzen des Medikaments beziehungsweise die Schwere der zu behandelnden Krankheit beurteilt werden. Auch ist zu prüfen, wie sich Nutzen und Risiko des neuen Medikaments im Vergleich zu konkurrierenden Therapien einstufen lassen und wie groß der Personenkreis ist, welcher unter der zu behandelnden Krankheit leidet (47).

Bevor ein Medikament endgültig in eine der vier Kategorien eingeordnet werden kann, gilt es herauszufinden, welche Nebenwirkungen mit wahrscheinlich welcher Häufigkeit auftreten werden. Diese Frage lässt sich vor der Markteinführung leider nicht endgültig beantworten.

Nachdem das neue Medikament im Markt eingeführt ist, wird es von Hunderten, Tausenden oder gar Millionen Menschen angewandt. Diese Verbreitung bringt nicht nur größere Anwendungszahlen, sondern setzt das Mittel auch einer größeren Vielfalt individueller Patientenfaktoren aus.

Medikamente werden für ganz bestimmte Indikationsgebiete geprüft und nur für diese zugelassen. Oft aber wird später ein wirksames Arzneimittel von immer mehr Patienten für zusätzliche, verwandte Anwendungsgebiete eingesetzt. Damit steigt natürlich das Risiko, dass das Mittel auch von solchen Patienten genommen wird, für die es nicht geeignet ist und für die es ursprünglich auch nicht vorgesehen war.

Nebenwirkungen, die eine geringere Häufigkeit als 1:10000 aufweisen, werden in der Regel erst dann erkannt, wenn das Medikament von einigen Hunderttausend oder gar Millionen von Patienten eingenommen wird. Die meisten *schweren* Nebenwirkungen treten ähnlich selten oder noch seltener auf. Würde man jede Substanz vor der Registrierung an 100000 Patienten testen, dann würde – von den dadurch entstehenden enormen Kosten einmal abgesehen – ihre Einführung zeitlich erheblich verzögert, das heißt, alle diejenigen Patienten, denen das Medikament helfen könnte, hätten erst viel später (oder vielleicht gar nicht mehr) die Chance, es zu nutzen.

Wenn also die Möglichkeit, seltene Risiken bei einem Medikament zu entdecken und ihre Größe zu definieren, entscheidend von der Anzahl der behandelten Patienten abhängt, dann bedeutet dies praktisch nichts anderes, als dass die Beurteilung von Wirksamkeit und Unbedenklichkeit zum Zeitpunkt der Zulassung nur vorläufigen Charakter haben kann: Wir haben mit dem Medikament gewisse Erfahrungen, vollständig kennen tun wir es aber noch nicht. Die eigentliche Bewährung eines Arzneimittels beginnt also erst mit seiner Einführung in den Markt.

Aus diesem Grund sind die ersten Jahre nach der Markteinführung eines neuen Präparats besonders wichtig. Das neue Mittel muss sorgfältig beobachtet werden, sodass durch weitere Erfahrungen die unvermeidbaren Erkenntnislücken der klinischen Prüfung allmählich geschlossen werden. Zum einen gilt es, solche Arzneimittel zu identifizieren, bei denen der von ihnen ausgelöste Schaden in einem nicht vertretbaren Verhältnis zu ihrem Nutzen steht, die unerwünschten

Wirkungen also nicht akzeptabel sind. Zum anderen soll die größtmögliche Sicherheit bei der Anwendung von Arzneimitteln erreicht werden. Es gilt die Kenntnisse zu vermehren, die dazu dienen, die Häufigkeit und die Schwere von unerwünschten Arzneiwirkungen zu vermindern. Also muss festgestellt werden, welche Patientengruppen besonders gefährdet sind, bei welchen Krankheiten besonders häufig, bei welchen besonders schwere unerwünschte Wirkungen auftreten und ob – und wenn ja welche – Begleiterkrankungen, zusätzliche Therapien oder sonstige Maßnahmen diese unerwünschten Wirkungen ausgelöst oder begünstigt haben. Hierzu werden möglichst umfassende Informationen über das Vorkommen und die Häufigkeit von Nebenwirkungen und die dabei herrschenden Begleitumstände gebraucht.

Der Fall Clioquinol

In Japan trat zwischen 1956 und 1970 ein seltsames Krankheitsbild auf, welches über die Jahre bei insgesamt etwa 10000 Menschen mitunter stark, mitunter nur schwach ausgebildet, beobachtet wurde und Rückenmark, periphere Nerven und seltener den Sehnerv betraf. Der Name SMON (Subakute Myelo-Optische Neuropathie) beschreibt die Pathologie der Krankheit. Einige Patienten erholten sich, andere blieben gelähmt und ein kleiner Teil blind. Der Ursache der Krankheit wurde über Jahre nachgeforscht, bis spezielle Erhebungen ergaben, dass in vielen Fällen die Einnahme eines Arzneimittels, Clioquinol, mit der Krankheit verknüpft war.

Clioquinol wurde in der ganzen Welt als ein geeignetes Arzneimittel zur Vorbeugung und Behandlung von Durchfallerkrankungen angesehen und angewandt, ohne dass irgendwelche Zeichen von Toxizität aufgetreten wären. Das Medikament wurde nicht nur bei Erwachsenen erfolgreich eingesetzt, sondern vor allem auch bei Kindern und Säuglingen. Clioquinol hatte in vielen Ländern der Welt über viele Jahre hinweg eine hohe Reputation für Ungefährlichkeit, die darauf beruhte, dass praktisch keine Nebenwirkungen beobachtet worden waren.

Warum kam es nun gerade in Japan zur SMON-Katastrophe und außerhalb Japans nur zu einer verschwindend kleinen Zahl ähnlicher Beobachtungen? Im Falle von Clioquinol wurden bis heute zahlreiche Hypothesen aufgestellt, zum Beispiel, dass die Anfälligkeit des Magen-Darm-Traktes gegen verschiedene Krankheiten und auch die Empfindlichkeit gegen Arzneimittel bei Japanern anders sei

als bei Europäern, was unter anderem mit unterschiedlichen Essgewohnheiten und unterschiedlichem Nahrungskonsum zusammenhängen könnte.
Bei der üblichen, vom Hersteller empfohlenen Dosierung und bei Einhaltung der üblichen Behandlungszeiträume sind außer in Japan in allen anderen der Ländern der Welt praktisch keine Fälle von SMON aufgetreten. Ein Teil des SMON-Kranken in Japan hat Clioquinol in ungewöhnlich hoher Dosierung und über Jahre kontinuierlich eingenommen, andere dagegen nicht. Der pro-Kopf-Konsum von Clioquinol in anderen Ländern war mitunter größer als in Japan. Ob somit Clioquinol allein das SMON-Syndrom ausgelöst hat, bleibt deshalb weiterhin offen (24).

Eines hat die SMON-Tragödie verdeutlicht: dass auch Arzneimittel, welche über Jahrzehnte problemlos und millionenfach angewandt werden, plötzlich in den Brennpunkt tragischen Geschehens rücken und – wie im Fall Japan – zusammen mit anderen Faktoren ursächlich für eine Katastrophe mitverantwortlich sein können. Die Zusammenhänge solcher Sachverhalte aber sind meist derart komplex, dass sie äußerst schwer und wenn überhaupt erst nach langer Zeit nachweisbar sind.

Arzneimittelsicherheit ist nicht nur Pflicht und Verantwortung für die pharmazeutische Industrie, Arzneimittelsicherheit ist auch eine Herausforderung der ärztlichen Beobachtungskunst. Diese Forderung ist allerdings leichter aufgestellt als erfüllt. Das folgende Beispiel zeigt, warum:

Individuelle und fachspezifische Unterschiede unberücksichtigt gelassen, beschäftigt sich ein Arzt etwa 40 Stunden pro Woche direkt mit Patienten. Behandelt er fünf pro Stunde, dann sieht er etwa 10 000 unterschiedliche Patienten pro Jahr.
Stellen wir uns nun eine Art Superspezialisten vor, der 10 000 Patienten gleichen Alters, Geschlechts und sozialer Herkunft mit nur einer Krankheit gleichen Schweregrads behandelt. Wie viele Nebenwirkungen gleicher Art müssen sich einstellen, um den Verdacht auf ein bestimmtes Arzneimittel zu lenken? *Eine* Nebenwirkung ist nicht genug, sie ist lediglich *ein* Ereignis. Auch *ein* Todesfall ist lediglich *ein* Ereignis und er kann aus ganz anderer Ursache eingetreten sein. Vermutlich bedarf es etwa fünf solcher Ereignisse, um einen Neben-

wirkungsverdacht auszulösen. Wenn der Arzt über ein gutes Gedächtnis und Assoziationsvermögen verfügt, und zwar über einen Zeitraum von einem Jahr und für 10 000 Patienten, dann besteht die Chance, dass er unter diesen konstruierten Praxisbedingungen eine arzneimittelbedingte Nebenwirkung, die mit einer Häufigkeit von 1:2000 auftritt, erkennt.
Die Wirklichkeit, wie wir wissen, sieht anders aus. Der Arzt sieht Patienten verschiedenen Alters und Geschlechts, mit den vielfältigsten Krankheiten und von unterschiedlichsten Schweregraden, Menschen mit den vielfältigsten Lebens-, Arbeits-, Trink- und Rauchgewohnheiten und anderen individuellen – teilweise auch verschwiegenen – Besonderheiten. An diesen werden die unterschiedlichsten Medikamente allein oder in Kombination über kurze oder lange Zeit angewandt.
Durch diese Verschiedenheiten von Menschen, Krankheiten und Behandlungsverfahren wird die Chance des Arztes, eine arzneimittelbedingte Nebenwirkung zu erkennen, zwangsweise herabgesetzt, schätzungsweise um das Zehnfache. Erst wenn bei etwa 50 von 10 000 Patienten pro Jahr eine ganz bestimmte Nebenwirkung auftritt, ist damit zu rechnen, dass ein Zusammenhang zwischen Medikament und Ereignis hergestellt werden kann (23).

Die Chance, seltene Arzneimittelrisiken zu entdecken, ist eine Frage der Zeit. Also hängt sie vor allem davon ab, wie lange ein Medikament schon auf dem Markt ist. Diese Gegebenheit stellt nun gerade für die Präparate eine permanente Gefahr dar, die am meisten verschrieben werden beziehungsweise die am weitesten verbreitet sind. Und das sind die so genannten Mittel der ersten Wahl, gewöhnlich die besten unserer Arzneimittel. Aus gleichem Grund werden bei den Mitteln der zweiten und dritten Wahl, die von wesentlich weniger Patienten angewandt werden, solche seltenen Nebenwirkungen praktisch niemals beobachtet. Es besteht also die Gefahr, dass gerade die wertvollsten Arzneimittel durch laienhafte Fehleinschätzung ihrer Risiken diskriminiert, verboten und so der Therapie entzogen werden (56).

Mittel der ersten Wahl sind oft auch solche Medikamente, die nicht nur für wirksamer als vergleichbare andere, sondern auch für sicherer – mit weniger Nebenwirkungen belastet – eingeschätzt werden. Dies hat einmal zur Folge, dass wegen dieser „Sicherheit“ Verordner und Verwender mit solchen Medikamenten mutiger umgehen, zum anderen, dass sie häufiger pro Tag und höher dosiert angewandt werden. Zum anderen werden diese Mittel zur Vermeidung von Nebenwirkungen gerade solchen Patienten verordnet, die als Risikopatienten gelten, mit dem Ergebnis, dass dann gerade bei ihnen – weil sie gegenüber Medikamenten empfindlicher sind – Nebenwirkungen mit größerer Wahrscheinlichkeit und in stärkerer Form auftreten (56).

Neben der Gegebenheit, dass für die Entdeckung seltener und schwerer Nebenwirkungen Zeit vergehen muss, gibt es aber auch die entgegengesetzte Erfahrung, dass solche Nebenwirkungen in relativ kurzer Zeit erkannt werden können.

Der Fall Osmogit

Im Frühjahr 1983 wurde die bekannte antirheumatische Substanz Indomethacin in einer neuen innovativen Darreichungsform auf den Markt gebracht und im Herbst des gleichen Jahres aufgrund gehäufter Nebenwirkungsmeldungen unter öffentlichem Druck vom Hersteller wieder zurückgezogen. Vor der Zulassung durch die Kontrollbehörde hatten alle klinischen Studien gezeigt, dass das Medikament im Vergleich zu konventionellen Indomethacin-Präparaten eine höhere Wirksamkeit und bessere Verträglichkeit besitzt. Das war auch der Grund, warum das Medikament bei Ärzten wie Patienten rasch hohe Beliebtheit erlangte und die Zahl der das Produkt benutzenden Patienten in wenigen Monaten auf über 200 000 anstieg. Werden solche hohen Verordnungszahlen in kurzer Zeit erreicht, so konzentrieren sich an sich seltene Nebenwirkungen – die sonst vereinzelt über viele Jahre verteilt aufgetreten und vielleicht niemals aufgefallen wären – plötzlich auf einen engen Zeitraum, werden „häufig" und dadurch erkannt. Wenn Ärzte dann auch noch von der Kontrollbehörde auf diese Nebenwirkungen besonders hingewiesen und diese vermehrt selektiv gemeldet werden, dann kann rasch der Eindruck einer dramatischen Situation entstehen. Spätere Untersuchungen haben dann gezeigt, dass Ärzte vielfach und besonders an Risikopatienten zu hohe Dosen verordnet hatten, dass Patienten wegen der guten Wirksamkeit von sich aus höhere Dosen eingenommen hatten und dass insgesamt der durch das Präparat verursachte Schaden wesentlich geringer als ursprünglich vermutet war, das Medikament also nicht hätte vom Markt genommen werden müssen (39).

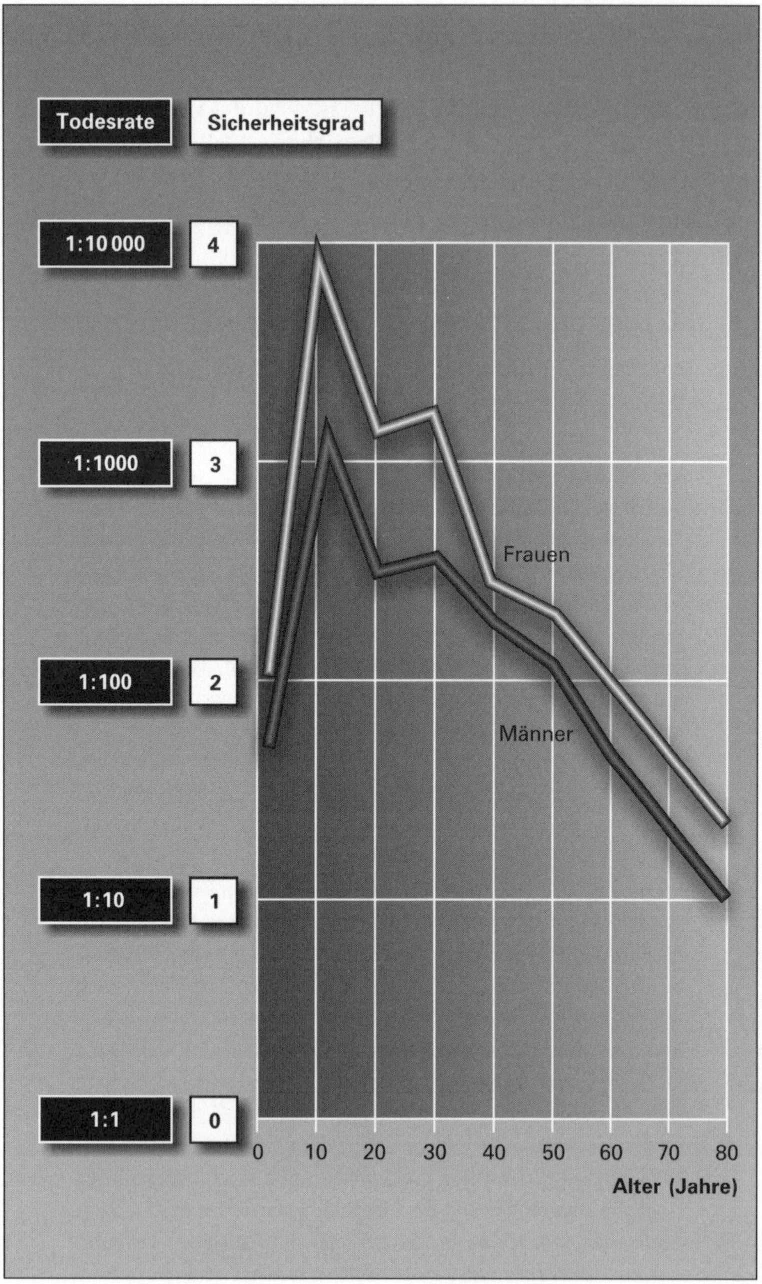

Abb. 16: Todesraten für Männer und Frauen im Lauf des Lebens (23)

Die Analyse arzneimittelbedingter Nebenwirkungen ist schwer, denn man weiß nicht, ob ein Zwischenfall durch das Arzneimittel selbst oder eine andere Ursache ausgelöst wurde. Von wenigen Ausnahmen abgesehen kann nur sehr selten von einem gesicherten Zusammenhang ausgegangen werden. Deshalb haben alle Meldungen zunächst als Verdachtsfälle zu gelten.

Jedes unter einer Behandlung auftretende „unerwartete Ereignis" kann vielerlei Ursachen haben, und umgekehrt kann die gleiche Ursache verschiedene Ereignisse hervorrufen. Eine vermeintliche Nebenwirkung kann eine Komplikation der behandelten Erkrankung selbst oder einer weiteren, neu dazugekommenen Krankheit sein. Auch werden Symptome einer weiteren, vorher bereits existierenden, bekannten oder noch nicht erkannten Krankheit oft als medikamentöse Nebenwirkung gedeutet. Die Nebenwirkung ist mitunter auch auf ein anderes als das betrachtete Medikament zurückzuführen.

Es gibt aber noch eine ganz andere Schwierigkeit: Jeder Mensch erkrankt irgendwann einmal, und ein jeder stirbt, früher oder später. Wenn ein solches natürliches Ereignis während einer Arzneimittelanwendung auftritt, gerät das Arzneimittel oft – vor allem im Todesfall – als Ursache in Verdacht.

Die Kurven heutiger menschlicher Lebenserwartung in Abbildung 16 zeigen uns, wie hoch zu welchem Zeitpunkt des Lebens das Risiko für Mann und Frau ist, vorzeitig zu sterben. Es wird deutlich, dass man zu jeder Zeit an irgendeiner Ursache sterben kann, dass das Risiko mal höher, mal geringer, aber immer existent ist. Jeder Mensch, der ein Arzneimittel verwendet, kann in gerade diesem Augenblick an irgendeiner solchen Ursache sterben.

Frauen im Alter von 60 Jahre beispielsweise haben ein Todesrisiko von 1:100, dass heißt, von 100 60-jährigen Frauen stirbt eine innerhalb eines Jahres. Würden nun 1000 60 Jahre alte Frauen ein Arzneimittel gegen eine nicht lebensbedrohende Krankheit einnehmen, so muss statistisch damit gerechnet werden, dass während dieses Jahres durchschnittlich zehn Frauen sterben. Die Schwierigkeit liegt also darin, zu entscheiden, ob die Todesfälle sowieso oder arzneimittelbedingt aufgetreten sind.

Da das zufällige Zusammentreffen von Arzneimittelanwendung und vorzeitigem Tod mit zunehmendem Alter immer wahrscheinlicher wird, sollte man bei der Verordnung von Medikamenten an Menschen mittleren und höheren Lebensalters nicht vergessen, dass deren Mortalität schon aus natürlichen Gründen hoch ist und dass bei ihnen unerwünschte gesundheitliche Ereignisse eher auf die Auswirkungen von Krankheiten als auf die Nebenwirkungen von Arzneimitteln zurückzuführen sind.

Das Nachweisproblem wird also umso schwieriger, je älter die Patienten sind und wenn das Arzneimittel nicht gegen ein Symptom, wie Kopfschmerzen, sondern eine Lebensbedrohung, wie Krebs, eingesetzt wird. Je stärker nämlich sowohl das Alter als auch die Krankheit das vorzeitige Sterberisiko bestimmen, umso unmöglicher wird es, einen ursächlichen Zusammenhang zwischen Medikament und Tod herzustellen (33).

Kennzeichen der meisten Arzneimittelzwischenfälle ist es, dass zwischen der Einnahme einer Substanz und dem Auftreten einer unerwünschten Wirkung nur selten eine in jedem Einzelfall nachweisbare ursächliche Beziehung besteht. Somit gilt es, zwischen dem Medikament als möglicher Risikoquelle und dem Auftreten der Nebenwirkung eine statistische Beziehung herzustellen, was nur dann möglich ist, wenn das Ereignis mehrmals auftritt. Vor allem wenn Konsequenzen aus Nebenwirkungen – genauer gesagt, aus Ereignissen, die im Zusammenhang mit einer Medikamenteneinnahme auftreten – gezogen werden sollen, setzt dies voraus, dass die Zusammenhangsfrage befriedigend gelöst worden ist. Das heißt insbesondere, dass mit ausreichender Sicherheit die dem Medikament angelasteten Nebenwirkungen gegenüber anderen Ursachen oder Teilursachen – insbesondere der Krankheit selbst sowie gleichzeitig verwendeten weiteren Medikamenten – abgegrenzt wurden. Solche Beurteilungen erfordern sehr viel klinische und epidemiologische Erfahrung und noch viel mehr Zeit.

Somit müssen wir es als eine nicht zu ändernde Realität ansehen, dass sich in klinischen Studien die Arzneimittel*wirksamkeit* relativ gut, das Arzneimittel*risiko* hingegen nur unzureichend einschätzen lässt, dass also die Zulassung eines Medikaments notgedrungen auf unvollständigen Daten und Erkenntnissen erfolgen muss. Nur Experten wissen dies, während die Öffentlichkeit verständlicherweise annehmen muss, dass ein Arzneimittel, nachdem es einem langen und kostspieligen Prüfprozess unterworfen wurde und schließlich von der Kontrollbehörde für unbedenklich befunden und zugelassen wird, auch unbedenklich ist. In diesem Unterschied zwischen Realität und Erwartung ist die Ursache für viele Kontroversen über die Arzneimittel und ihre Sicherheit zu sehen.

Als Basis der Risikoabschätzung bei potentiell gesundheitsgefährdenden Stoffen, wie beispielsweise Arzneimitteln, dienen meist die Ergebnisse *epidemiologischer* Studien.

Die *Epidemiologie* ist der Zweig der medizinischen Wissenschaft, der sich mit dem Zusammenhang von Krankheiten und ihren Ursachen befasst. Bei diesen Erhebungen werden jeweils zwei Personengruppen miteinander verglichen, die entweder Umgang mit einem bestimmten Stoff (Arzneimittel) hatten oder überhaupt nicht damit in Berührung gekommen sind. Das, was der Epidemiologe „Risiko" nennt, ist also der in zwei miteinander verglichenen Gruppen gefundene zahlenmäßige Häufigkeitsunterschied eines bestimmten Merkmals.

Obwohl epidemiologische Ergebnisse streng genommen nichts über die Kausalität, sondern nur etwas über die Unterschiede von zwei Personengruppen aussagen, sind sie in Verbindung mit toxikologischen Untersuchungen für gesetzgeberische Auflagen eine unverzichtbare Ausgangsbasis (51). Dass ihre Ergebnisse nicht immer problemlos zu interpretieren sind, hängt damit zusammen, dass häufig nicht genau bekannt ist, wie stark die einzelnen Personen der gefährlichen Einwirkung ausgesetzt waren und ob die unbelastete Kontrollgruppe auch wirklich in allen übrigen Eigenschaften gleich ist.

In der Epidemiologie ist es somit wie in der Analytik: Die Entdeckung eines Häufigkeitsunterschieds beziehungsweise das Messen einer Substanz ist eine Sache, die Bewertung, also die Einordnung des Gefundenen in schon bekannte Tatsachen eines Fragenkomplexes, aber eine ganz andere.

Bei den Risiken der Medizin – zu denen auch die der Arzneimittel gehören – können wir die akuten schon ganz gut reduzieren, sind aber gegenüber den chronischen noch ziemlich ratlos.

Der Fall Diethylstilbestrol

Diethylstilbestrol, kurz DES genannt, ist ein synthetisches, östrogenes Hormon, welches vor etwa 60 Jahren entwickelt wurde. Zwischen 1940 und 1971 wurden DES und andere DES-ähnliche Hormone von vielen Ärzten bei Komplikationen während der Schwangerschaft verschrieben. Es wird geschätzt, dass insgesamt etwa sechs Millionen Menschen – Mütter sowie deren Töchter und Söhne – den Wirkungen von DES ausgesetzt waren. 1971 wurde bei Mädchen, deren Mütter während der Schwangerschaft mit DES behandelt worden waren, eine besondere Krebsart, ein Adenokarzinom, an Vagina und Gebärmutterhals festgestellt. Dieses Risiko wurde auf etwa 14 pro 100 000 DES-ausgesetzten Mädchen geschätzt (1:7000), ist also relativ gering. Auch bei den Söhnen dieser Frauen wurden bestimmte Veränderungen im Bereich des Nieren-Blasen-Systems und der Fortpflanzungsorgane beobachtet.

Als DES nach klinisch „ausreichender" Testung eingeführt worden war, sollte ein Experiment beginnen, welches 40 Jahre dauerte. DES hatte einen relativ engen Indikationsbereich. Es wurde vorwiegend bei Problemschwangerschaften, also gegen das Risiko eingesetzt, ein Kind zu verlieren. Fünf Jahre nach der Einführung war der Wert einer DES-Behandlung klinisch anerkannt, in den folgenden 15 Jahren wurde er weltweit bestätigt. Etwa 70 Präparate waren in der Welt auf dem Markt.

Im Gegensatz zur Contergan-Tragödie, bei der die Missbildungen sofort bei der Geburt erkannt wurden (aber erst später mit dem Medikament in Zusammenhang gebracht werden konnten), entstanden bei der DES-Tragödie die Veränderungen erst mit der Pubertät, vorwiegend zwischen dem 17. und 21. Lebensjahr. Dieses relativ späte Auftreten kann auch nur ein spätes Entdecken sein, weil Mädchen erst in diesem Alter zum ersten Mal gynäkologisch untersucht werden. Nach der Erkennung verging dann wiederum Zeit, bis 1971 der Zusammenhang zwischen Medikamenteneinnahme und Nebenwirkungen hergestellt war. Das „Experiment" war damit abgeschlossen, wir sind um eine wirkungsvolle Behandlung ärmer und um eine medizinische Erkenntnis reicher geworden (34, 63).

Die Geschichte des DES illustriert eine bestimmte Art von Arzneimittelrisiko, welches (wie auch Thalidomid) zwar extrem selten, aber niemals völlig auszuschließen ist. Darüber hinaus vermittelt sie eine Erkenntnis, die wir wegen ihrer unabänderlichen Realität akzeptieren müssen: Jede Anwendung eines Medikaments ist ein nie endendes „Experiment".

Von vielen diagnostischen Maßnahmen und Behandlungsverfahren wissen wir nicht, was sie mit der Zeit bringen, sowohl was den möglichen Schaden als auch den erwarteten Nutzen anbelangt. Vieles kann nur im „Experiment" erfahren werden. Dafür benötigen wir Zeit, die Zeit, in der wir leben.

Viele mögen – in Bezug auf Menschen – das Wort Experiment nicht. Sie glauben, dass sich hinter dem Begriff eine gewisse Unvollkommenheit verbirgt. Dabei bringt dieses Wort nur zum Ausdruck, einen Sachverhalt durch Versuch zu bestätigen oder zu verwerfen. Praktisch alle Errungenschaften der neuzeitlichen Medizin beruhen fast völlig auf Experimenten. Wir alle nehmen, der eine mehr, der andere weniger, während unseres ganzen Erdendaseins an solchen „Lebensexperimenten" teil.

Über den Nutzen und Schaden medikamentöser Behandlung gibt es wenig verlässliche Daten. Während die Risiken chirurgischer Behandlungsverfahren relativ leicht erfassbar und entsprechend gut zu dokumentieren sind, gilt dies für Arzneimittel nicht. Für bestimmte Stoffklassen beziehungsweise einzelne Medikamente liegen wohl klare Erkenntnisse über ihren Nutzen in gesundheitsökonomischer Hinsicht vor – also Daten von Kosten-Nutzen-Analysen –, aber nicht hinsichtlich ihrer Risiken. So sind wir bei Aussagen über die Risiken von Arzneimitteln sehr wesentlich auf epidemiologische Untersuchungen sowie die auf diesen beruhenden Schätzungen von Experten angewiesen.

Der amerikanische Arzneimittelepidemiologe John Urquhart schätzt, dass bei chronischen Krankheiten das Risiko, an einem gegen diese Krankheiten gerichteten Arzneimittel zu sterben, ziemlich sicher weniger als 1:10 000 (Sicherheitsgrad 4) bei mehrjähriger Behandlungsdauer ist (zit. n. 39). In Großbritannien wurde von Kreislaufspezialisten für die Hochdrucktherapie eine Todesrate von

1:10 000 (Sicherheitsgrad 4) geschätzt und auch als akzeptables Risiko angesehen (zit. n. 39).

Der britische Arzneimittelepidemiologe W. H. W. Inman bezifferte das Risiko, an einem nichtsteroidalen Antirheumatikum zu sterben, auf 1:10 000 bis 1:100 000 (Sicherheitsgrad 4–5) (zit. n. 39).

Von mir wurde für „das" Arzneimittelrisiko – also für alle Medikamente zusammengenommen – ein geschätzter Durchschnittswert von 1:100 000 bis 1:1 000 000 (Sicherheitsgrad 5–6) angegeben. Dabei wurden von den vielen unterschiedlichen Faktoren, die bei einer Behandlung eine Rolle spielen, die folgenden berücksichtigt: die Vielfalt der medikamentösen Therapie und der dabei verwendeten Arzneimittel mit unterschiedlichen Wirkungen und Nebenwirkungen; die unterschiedliche Anwendungsdauer und Dosierung; die unterschiedlichen Schweregrade einer Krankheit; die Verschiedenartigkeit der Patienten (Alter, Geschlecht) mit voneinander abweichenden Lebens-, Arbeits-, Trink- und Rauchgewohnheiten und anderen individuellen Besonderheiten (32). Die Vielzahl dieser unterschiedlichen Faktoren sagt natürlich auch dem Laien, dass es so etwas wie „das" Arzneimittelrisiko – also einen allgemein gültigen absoluten Wert – nicht geben kann. Die Schätzung wurde vorgenommen, um in der Diskussion über die Risiken von Arzneimitteln einen Wert zu haben, der uns zeigt, in welcher Größenordnung wir uns mit ihnen überhaupt befinden.

Als Orientierungsregel für die Höhe von tödlichen Arzneimittelrisiken können folgende Zahlen gelten:

- Arzneimittel gegen „leichtere" Erkrankungen: Todesrate: 1:100 000 bis 1:1 000 000 = Sicherheitsgrad 5–6
- Arzneimittel gegen „schwerere" Krankheiten: Todesrate: 1:10 000 bis 1:100 000 = Sicherheitsgrad 4–5
- Arzneimittel gegen „schwerste" Krankheiten: Todesrate 1:1000 bis 1:10 000 = Sicherheitsgrad 3–4

Das Risiko, mit einem Rezept in der Tasche auf dem Weg zwischen Arztpraxis und Apotheke tödlich zu verunglücken, ist um ein Vielfaches höher als an dem zu sterben, was auf dem Rezept steht. Ein praktischer Arzt stellt durchschnittlich 15 000 Rezepte jährlich aus und einmal in fünf bis zehn Jahren kann eine Reaktion auf ein Arzneimittel, das er verordnet hat, tödlich verlaufen. Aber durchschnittlich alle zwei Wochen verliert er einen Patienten durch Krankheit oder Alter (38).

Bei den wenigsten Arzneimitteln liegt das Problem darin, dass ihre Risiken unakzeptabel hoch sind - auch nicht, dass die möglichen Schäden größer sind als der mit ihnen erreichbare Nutzen –, sondern vor allem darin, dass wir über die Frage uneins sind, in welcher Höhe Risiken toleriert und in welcher sie nicht akzeptiert werden sollen. Das hängt damit zusammen, dass wir noch nicht gelernt haben, Risiken zu bemessen und sie miteinander zu vergleichen. Man muss vergleichen, denn Vergleiche geben eine Perspektive!

Vergleichen wir einmal die Risiken pharmazeutischer Produkte mit den Risiken anderer gebräuchlicher Chemikalien, zum Beispiel dem Alkohol. Bei ihm handelt es sich um eine hochwirksame chemische Substanz, die als Folge falscher Anwendung mit einer hohen Zahl von Gesundheitsschäden und Todesfällen belastet ist. Während der Alkohol bei chronischem Missbrauch mit Sicherheit schadet, ist der von den Kardiologen diskutierte medizinische Nutzen bei mäßigem Genuss derzeit noch umstritten.

Umgekehrt verhält es sich bei Arzneimitteln. Obwohl diese bei richtiger Anwendung Jahr für Jahr Hunderttausende Menschen vor vorzeitigem Tod bewahren, werden an ihre Sicherheit wesentlich höhere Anforderungen gestellt als an die Sicherheit weniger lebenswichtiger, aber gleichwohl gefährlicher Produkte. Würden die Behörden an den Gebrauch von Alkohol, Salz und Zucker dieselben hohen Sicherheitsanforderungen wie an Arzneimittel stellen, dann dürften beispielsweise alkoholische Getränke nur zusammen mit einer Gebrauchsinformation auf Rezept in Apotheken abgegeben werden (11).

Medikamente lassen sich aber auch mit anderen Ereignissen und Aktivitäten des täglichen Lebens vergleichen. Das tödliche Risiko der meisten für schwerere Krankheiten zugelassenen Medikamente bewegt sich zwischen 1:10000 und 1:100000 (Sicherheitsgrad 4–5) pro Jahr. Damit liegt es etwa in den Bereichen von Tod durch Ertrinken (1:50000, Sicherheitsgrad 4.7) oder Verbrennen (1:100000, Sicherheitsgrad 5) und ist somit nicht größer als viele andere „seltene" Risiken des täglichen Lebens.

Wollten wir das Faktum, dass Arzneimittel neben ihren erwünschten auch unerwünschte Wirkungen haben, nicht hinnehmen

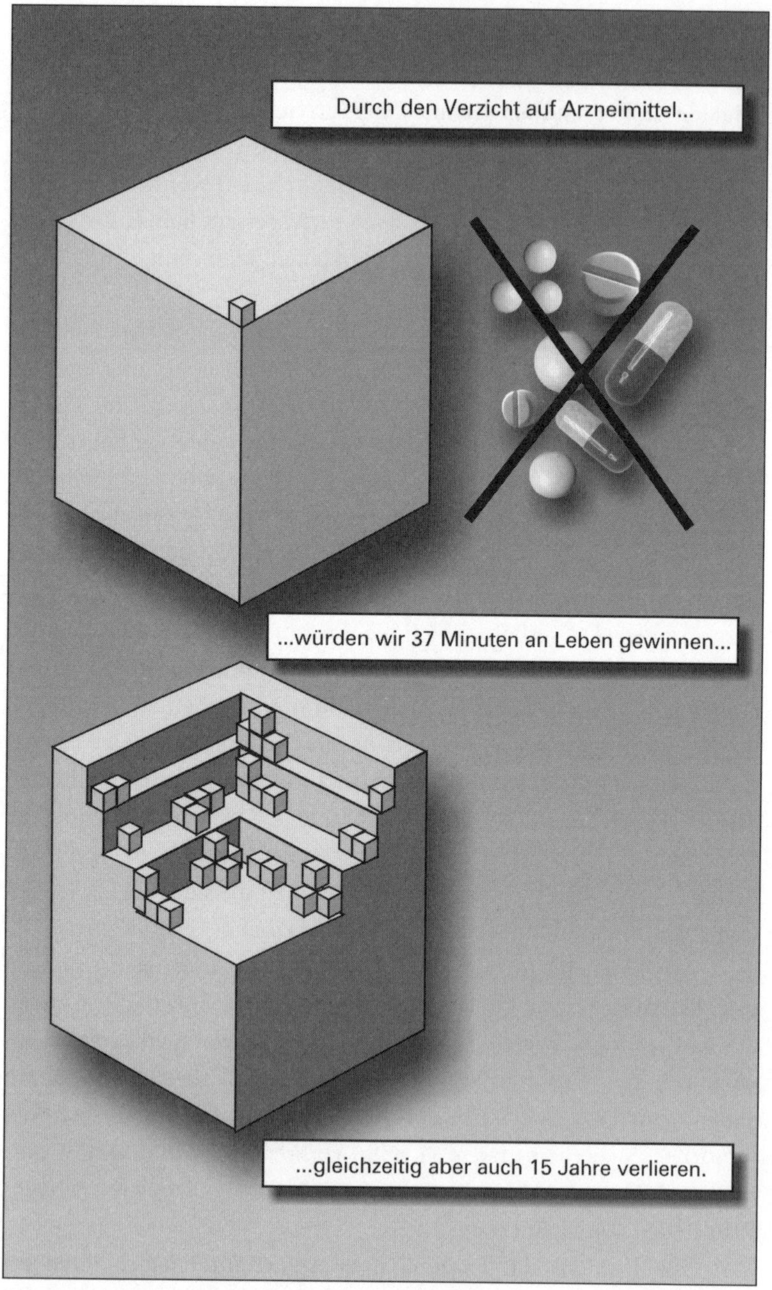

Abb. 17: Lebenserwartung mit und ohne Arzneimittel (32)

und ihre Risiken völlig ausschalten, müssten wir konsequenterweise auf die Verwendung von Arzneimitteln gänzlich verzichten.

Eine Möglichkeit, das Gesamtausmaß des mit Medikamenten verbundenen Risikos verständlich zu machen, besteht in dem Gedankenspiel, sämtliche Arzneimittel und Impfstoffe vom Markt zu nehmen (Abbildung 17). Niemand könnte dann mehr am Arzneimittel sterben. Statistisch betrachtet nähme sogar die durchschnittliche Lebenserwartung zu, und zwar um etwa 37 Minuten. Diesem Gewinn an Leben stünde freilich auch ein Verlust an Lebenserwartung gegenüber, weil viele Menschen dann wieder an Infektionskrankheiten, an Blutvergiftung oder am rheumatischen Fieber sterben müssten, Krankheiten, die heute mit Arzneimitteln weitgehend beherrscht werden können. Und dieser Verlust an Leben beträgt etwa 15 Jahre (32).

So klar die Konsequenzen eines solchen Totalverbots aller Medikamente wären, so schwer ist es, den Wert des Arzneimittels für den Einzelnen anzugeben. Eine intelligente Entscheidung über den persönlichen Nutzen einer Arzneimittelbehandlung kann eigentlich nur durch eine individuelle Abwägung von Chance und Risiko gefällt werden. Von dem Soziologen Niklas Luhmann stammt die Überlegung, dass jemand, der ohne Medizin längst gestorben wäre, nicht gut bereuen kann, dass er die Medizin genommen hat, die ihrerseits dann zum Tode führt – vorausgesetzt natürlich, dass die Lebensverlängerung unter solchen Umständen für ihn positiv und nicht negativ relevant ist (42).

Man kann es aber auch so sehen: Da wir alle sterblich sind, können wir Leben nicht retten, sondern nur für eine bestimmte Zeit erhalten. Vorzeitig sterben bedeutet Verlust an Lebenserwartung. Krankheiten bedrohen diese Lebenserwartung. So treffen wir Maßnahmen – operieren oder wenden Arzneimittel an – die den meisten Menschen die bedrohte Lebenserwartung erhalten, die aber mit dem Risiko verbunden sind, dass es bei einigen wenigen nicht gelingt (21).

Patient als Risiko

Jeder Mensch ist einmalig – ein Individuum. Es gibt keine zwei identischen Menschen auf diesem Erdball, jeder von uns ist ein Unikat. Die biochemische Konstitution jedes Menschen ist so einmalig wie seine Fingerabdrücke. Zwar laufen die chemischen und physikalischen Vorgänge, deren Summe das Leben ausmacht, stets nach den gleichen Gesetzmäßigkeiten ab, jedoch gibt es innerhalb dieser Lebensvorgänge von Mensch zu Mensch Variationen, gelegentlich sogar extreme.

Diese Gegebenheiten können auf die Behandlung mit Medikamenten Auswirkungen haben. Nicht alle Menschen in einer Bevölkerung reagieren auf ein bestimmtes Medikament in gleicher Weise, da sowohl Aufnahme (Resorption) als auch Umwandlung (Verstoffwechselung) eines Arzneistoffs im Organismus genetisch festgelegte, individuelle Unterschiede zeigen. Dies ist mit ein Grund, warum Nebenwirkungen nicht bei jedem Menschen und nicht in gleicher Stärke auftreten und warum es so schwierig ist, das medikamentenbedingte Risiko für einen einzelnen Patienten im Voraus abzuschätzen.

Medikamente werden in homogenen Populationen, wie zum Beispiel Europäern, Nordamerikanern oder Japanern entwickelt, und später – wenn sie erfolgreich sind – international vermarktet. Was einem Europäer hilft, muss nicht auch bei einem Amerikaner helfen und kann einem Asiaten sogar schaden. Es gibt also Populationsunterschiede, die man bei der klinischen Entwicklung von Arzneimitteln zu berücksichtigen versucht.

Arzneimittel sind Standardprodukte, können auch gar nichts anderes sein. Das heißt, sie werden für „Durchschnittsmenschen" entwickelt. Inwieweit es der Forschung gelingen wird, mithilfe der Gentechnik der Medizin „maßgeschneiderte" oder zumindest individualisierte Medikamente zur Verfügung zu stellen, ist heute noch nicht abzusehen.

Da ein Medikament vor seiner Markteinführung aus verschiedenen Gründen nur an einer begrenzten Zahl von Patienten geprüft werden kann, lassen sich im Rahmen der klinischen Prüfung auch nur die erwünschten und unerwünschten Reaktionen eines „Durchschnittsmenschen" auf ein neues Arzneimittel erkennen. Wird das Arzneimittel später einmal von einem Patienten angewandt, der in seiner biochemischen Konstitution sehr stark von der „Norm" abweicht, kann es bei ihm zu schweren Nebenwirkungen kommen. Dabei hat es sich eingebürgert, für eine solche unerwünschte Reaktion dem Arzneimittel die „Schuld“ zu geben, in Wirklichkeit müsste sie dem Patienten „angelastet“ werden, denn er ist es ja, der vom Üblichen abweicht.

Nehmen wir als Beispiel die Allergie, eine beim Einzelnen auftretende und vom Durchschnitt abweichende unerwartete Körperreaktion. Sie kann bei allen Stoffen auftreten, mit denen wir in Berührung kommen (Kosmetika, Pflanzen, Tiere) oder die wir zu uns nehmen (Lebensmittel).

Beispiel Erdbeeren

Millionen Menschen vertragen Erdbeeren, aber einige wenige eben nicht. Sie reagieren auf ihren Genuss allergisch, ihre Allergie kann sogar zum Tode führen. Bei Medikamenten ist es nicht anders. Niemand käme wohl auf den Gedanken, wegen der mit Erdbeeren immer wieder auftretenden Zwischenfälle deren generelles Verbot zu fordern. Mit derselben Logik sollten auch allergische Reaktionen auf Arzneimittel betrachtet werden.

Beispiel Penicillin: Niemand vermag genau zu sagen, wie viele Menschen durch Penicillin vor einem vorzeitigen Tod bewahrt worden sind, aber sicher sind es viele, viele Millionen. Auf der anderen Seite müssen wir davon ausgehen, dass von hunderttausend mit Penicillin und anderen Antibiotika behandelten Patienten ein bis zwei mit einem tödlichen Schock reagieren. Bei einer rein opferorientierten Betrachtungsweise könnte man also zu der Feststellung gelangen, dass im Laufe der 50-jährigen Antibiotika-Geschichte einige tausend Menschen durch diese Medikamente zu Tode gekommen sind und Antibiotika deshalb verboten werden müssten (1).

Rund 30% der bei Medikamenten insgesamt beobachteten Nebenwirkungen sind „allergische Reaktionen“. Bei den echten allergischen Reaktionen sind sie darauf zurückzuführen, dass sich im Blut Abwehrkörper gegen Fremdstoffe bilden. Typische Reaktionen sind dann Fieber, Blutdruckanstieg oder -abfall, juckende Bläschen auf der Haut oder andere Hautveränderungen. Diese Reaktionen verschwinden ohne Folge, wenn das Arzneimittel nicht mehr eingenommen wird. Typisch für allergische Nebenwirkungen ist es, dass sie unabhängig von der Dosis auftreten.

Ein grundlegendes Problem für die Arzneimittelforschung liegt somit darin, dass sich manche Fakten einfach nicht vorhersehen lassen. Der lebende Organismus mit seinen unterschiedlichen Reaktionen im Zustand der Gesundheit und im Krankheitsfall stellt ein besonders diffiziles Objekt dar, das oftmals unvorhersehbar reagiert. Auch sind wir – von Ausnahmen abgesehen – noch immer nicht in der Lage, im Voraus jene Patienten zu identifizieren, die ein bestimmtes Medikament aufgrund ihrer individuellen Biochemie nicht vertragen können (1).

Der wichtigste Aspekt am Risikofaktor Patient ist jedoch der Falschgebrauch von Arzneimitteln. Jedes Arzneimittel kann in der Hand des Menschen durch zu lange Anwendungszeit oder durch zu hohe Dosierung – also durch falsche Anwendung – zu einer Gefahr werden. Nach der Definition der Weltgesundheitsorganisation ist eine Nebenwirkung „jede schädliche und unbeabsichtigte Reaktion, die durch die *übliche* Dosierung eines Medikaments bei der Vorbeugung, Diagnose oder Behandlung einer Krankheit ausgelöst wird".

Die „Sicherheit" eines Arzneimittels hängt also ganz wesentlich davon ab, dass es vom Patienten bestimmungsgemäß und nach den Vorschriften des Herstellers angewandt wird und natürlich auch vom Arzt richtig verordnet wurde. Das, was während einer Medikamentenbehandlung beobachtet und als unerwünschte Arzneimittelwirkung gemeldet wird, sollte zunächst einmal als unerwünschtes „Ereignis" betrachtet werden, welches mit dem Wirkstoff des Arzneimittels in Zusammenhang stehen kann, aber nicht stehen muss.

Nach Ansicht von klinischen Pharmakologen und anderen Arzneimittelexperten ist die falsche Anwendung, also der menschliche Anwendungsfehler, die häufigste Ursache von Arzneimittelschäden. Auch diejenigen Nebenwirkungen, die zwar mit dem Wirkstoff in einem direkten Zusammenhang stehen, aber auftreten, weil das Medikament nicht in der richtigen Dosis oder zusammen mit anderen, hierfür nicht geeigneten Medikamenten verwendet wird, sind falscher Anwendung zuzuordnen.

Das Ausmaß dieses Problems ist in allen Industriestaaten relativ gleich und kann in etwa so dargestellt werden:

50 % aller Patienten wenden die ihnen verschriebenen Medikamente entweder gar nicht oder unvorschriftsmäßig an, und bis zu 30 % der verordneten Arzneimittel werden derart falsch angewandt, das ernste Gesundheitsschäden die Folge sind. Ein Arzneimittel ist allein wegen seines nicht kontrollierbaren Gebrauchs ein Risiko, das auch durch eine noch so perfekte vorklinische Forschung, durch noch ausgedehntere klinische Prüfungen und durch noch weiter verschärfte Sicherheitsauflagen nicht beseitigt werden kann.

Was damit gesagt sein soll: Ein wirksames Arzneimittel ist kein belangloser Gebrauchsartikel. Bei entsprechender Sorgfalt sowohl bei der Verordnung (Arzt) als auch bei der Anwendung (Patient) können viele Schäden vermieden werden, die zwar immer dem Medikament angelastet werden, ihm aber eigentlich nicht anzulasten sind.

Kontrollbehörde als Risiko

Alle Industriestaaten verfügen über Zulassungs- und Kontrollbehörden für pharmazeutische Produkte, die für ihre ständige Überwachung zuständig sind. In Deutschland ist dies das dem Bundesministerium für Gesundheit unterstellte Bundesinstitut für Arzneimittel und Medizinprodukte (vormals Bundesgesundheitsamt BGA), in Österreich das Bundesinstitut für Arzneimittel, in der Schweiz die Interkantonale Kontrollstelle für Heilmittel (IKS) und in den USA die Food and Drug Administration (FDA).

Die Arbeit dieser Behörden ist nicht leicht, denn sie sind meist gezwungen, anhand von niemals vollständig erhältlichen Daten und aufgrund von schwer nachprüfbaren Meldungen über unerwünschte und manchmal unbekannte Risiken Entscheidungen zu treffen, die in die Zukunft reichen und Folgen nach sich ziehen. Wenn man in einer solchen Situation entscheidet, ein Medikament neu zuzulassen beziehungsweise es beim Auftreten von Problemen im Markt zu lassen statt es zurückzuziehen, dann ist das eine Entscheidung, die Mut verlangt, persönliches Risiko in sich birgt und selten gelobt wird. Für die Verantwortlichen ist es jedenfalls einfacher und sicherer, den entgegengesetzten Weg einzuschlagen, also zu warnen, zu bremsen und zu verbieten, womit man sogar öffentliche Anerkennung erhalten kann.

In der amerikanischen Gesundheitsbehörde FDA hatte Anfang der 60er-Jahre eine Frau in nicht leitender Position allein mit den ihr zur Verfügung stehenden bürokratischen Mitteln die Zulassung von Thalidomid in den USA verzögert und so eine amerikanische Contergan-Tragödie verhindert, wofür sie von Präsident Kennedy im Rosengarten des Weißen Hauses mit einer Medaille geehrt und für kurze Zeit zur Heldin der Nation wurde. In den Kontrollbehörden rund um die Welt wurde die Botschaft verstanden: Wer warnt, ist kritisch und weitblickend, handelt verantwortungsbewusst und wird manchmal auch noch belohnt (34).

In den Regeln und Praktiken, denen die einzelnen Behörden folgen beziehungsweise die sie ausüben, spiegeln sich Nationalcharakter, medizinische Ideale und Werte, das politische System und die Einstellung der Bürger zu Fortschritt und Risiko wider. Bei der Einschätzung der Chancen und Risiken von Arzneimitteln gibt es daher zwischen den einzelnen Nationen erhebliche Auffassungsunterschiede. Die Folge ist, dass auf Veranlassung einer bestimmten nationalen Behörde Impfstoffe oder Medikamente vom Markt genommen werden, während sie in einem anderen Land ungehindert weiter angeboten werden.

1975 hatte sich die ständige Impfkommission beim Bundesgesundheitsamt (STIKO) unter dem Eindruck dramatisch erscheinender Nebenwirkungsraten – eines von 20000 Kindern trug angeblich bleibende Schäden davon – entschlossen, die Keuchhustenimpfung aus dem Katalog allgemein empfohlener Impfungen herauszunehmen, während die Behörden der damaligen DDR zu einer anderen Risikoeinschätzung gelangten und unbeirrt weiter impfen ließen. Das Ergebnis war beeindruckend: Während im Westen Deutschlands Jahr für Jahr 100000 Kinder an Keuchhusten (Pertussis) erkrankten und schätzungsweise 100 Kinder jährlich daran starben, wurden in der DDR im Jahr 1990 lediglich 58 Keuchhustenfälle registriert. Nachdem sich in der Zwischenzeit herausgestellt hatte, dass die das Gehirn betreffenden Impfreaktionen von der Impfkommission überschätzt worden waren, wurde die Pertussis-Impfung 1991 bei uns wieder in den Impfkalender aufgenommen (55).
Ein weiteres „Lebensexperiment“ war damit abgeschlossen, das unter anderem zeigt, dass Risiken von den Entscheidungsträgern – wenn sie unter öffentlichem Druck stehen – meist überschätzt werden.

Das Problem, bei einem Arzneimittelzwischenfall zu einer vernünftigen Entscheidung zu kommen, liegt auch darin, dass sich weder der pharmazeutische Hersteller noch die Kontrollbehörde bei der Risiko-Abwägung auf eine einheitliche, gesicherte Meinung der medizinischen Experten stützen kann. Wie in den Wissenschaften überhaupt, so gibt es auch in der Medizin keinen Stillstand. Was gestern allgemein akzeptierter Stand des Wissens war, kann morgen durch neue Erkenntnisse überholt oder veraltet sein. Die Beurteilung des Nutzens von Arzneimitteln unterliegt den gleichen Gesetzmäßigkeiten.

Öffentliche Auseinandersetzungen um Risiken im Bereich der Gesundheit besitzen Merkmale, die sie von anderen gesellschaftspolitischen Streitfragen unterscheiden. Auf der einen Seite beziehen sich die Konfliktparteien regelmäßig auf wissenschaftliche Daten, Theorien, Methoden und ethische Aspekte, sodass den Experten in den Auseinandersetzungen eine hohe Bedeutung zukommt. Auf der anderen Seite lassen die wissenschaftlichen Erkenntnisse über die umstrittenen Risiken genug Raum für unterschiedliche Interpretationen. Die richtige Einschätzung gesundheitsbedrohender Risiken wird auch dadurch erschwert, dass es nicht allein um die unterschiedliche Beurteilung von Nutzen und Schaden geht, sondern dass auch ideologische Aspekte und die Verfolgung von ökonomischen und anderen Interessen eine Rolle spielen.

Hinzu kommt, dass das allgemeine Sicherheitsbedürfnis erheblich gestiegen ist, ganz besonders für pharmazeutische Produkte. Im Gegensatz zur medizinischen Fachwelt akzeptiert die Öffentlichkeit beispielsweise eine hohe Zahl von Todesfällen im Zusammenhang mit arzneimittelbedingten Nebenwirkungen grundsätzlich nicht, auch wenn die Zahl im Verhältnis zum Ausmaß der Medikamentenanwendung verschwindend klein sein mag (65).

Die öffentliche Auseinandersetzung um das, was als „akzeptables" Arzneimittelrisiko gelten soll, wird schließlich noch durch die Meinungsvielfalt in den Medien verstärkt. Dies alles führt dazu, dass Entscheidungen im Konfliktfall immer wieder zu teilweise erbitterten Kontroversen führen.

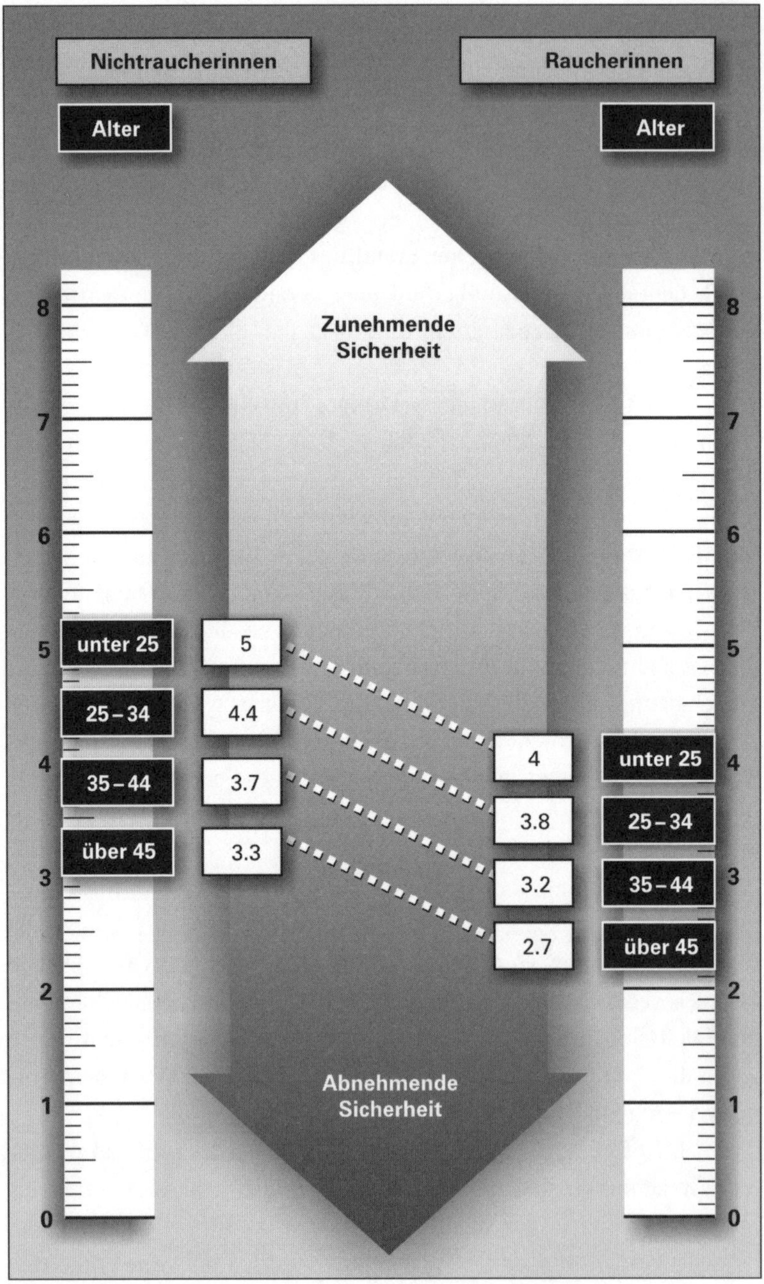

Abb. 18: Einnahme der Anti-Baby-Pille, Alter und Zigarettenrauchen (34)

Bei der Frage, ob ein Medikament vom Markt genommen werden soll oder nicht, sind – wie beispielsweise im Fall Lipobay – Alles-oder-Nichts-Entscheidungen fast immer schlechte Lösungen. Der differenzierte und eingeschränkte Einsatz ist dem Totalverbot wenn immer möglich vorzuziehen, denn schließlich besitzt auch dieses Medikament einen Nutzen, sonst wäre es überhaupt nie zugelassen worden. Entscheidend muss die Antwort auf die Frage sein: Wie wichtig ist uns dieses Arzneimittel heute? Oder anders ausgedrückt: Ist das beobachtete Risiko sowohl hinsichtlich seiner Schwere als auch der Häufigkeit seines Auftretens tragbar? Es ist einleuchtend, dass die Diskussion hierüber immer kontrovers geführt werden wird.

Eine verantwortungsvolle Chance-Risiko-Analyse sollte sämtliche für den jeweiligen Indikationsbereich verfügbaren Präparate berücksichtigen, denn die Rücknahme eines Medikaments vom Markt hat die Umstellung meist sehr vieler Patienten auf andere Präparate zur Folge. Es müssen also auch die Chancen und Risiken der Mittel bewertet werden, auf die Ärzte und Patienten gegebenenfalls ausweichen würden. Hierbei muss man sich aber im Klaren darüber sein, dass dieser Schritt für die Patienten nicht in jedem Fall eine Minimierung beziehungsweise Eliminierung des Medikamentenrisikos bedeutet, sondern meist nur zu einer Verschiebung von Risiken führt.

Wer rasch handelt, muss nicht immer richtig handeln. Dies sei am Beispiel der „Pille" zur hormonellen Empfängnisverhütung gezeigt.

Im Zusammenhang mit der Einnahme der Pille registrierte man Ende der 60er-Jahre des vergangenen Jahrhunderts bei Frauen im gebärfähigen Alter Herzattacken und Schlaganfälle. Beide Ereignisse sind bei älteren Frauen nicht ungewöhnlich, wohl aber bei Frauen vor den Wechseljahren. Als dieser Zusammenhang zum ersten Mal hergestellt wurde, erregte er Aufsehen und Unruhe, und es wurde sogar gefordert, auf die Verwendung der Pille ganz zu verzichten.
Das jährliche Gesamtrisiko, an einer pillenbedingten Kreislaufkrankheit zu sterben, wurde zunächst auf 1:5000 (Sicherheitsgrad 3.7) geschätzt. Diese Zahl beruhte auf der Annahme, dass alle die Pille einnehmenden Frauen dem gleichen Risiko ausgesetzt sind, das heißt sich in einer einzigen Risikogemeinschaft befinden. Bei sorgfältiger Untersuchung in den 70er-Jahren wurde jedoch offenkun-

dig, dass sich das Risiko auf zwei Gruppen konzentriert: Auf Frauen über 35 Jahre und auf solche, die rauchen. Aus diesem Grunde musste die ursprünglich eine Risikogemeinschaft aller Pillen-Anwenderinnen in vier Gruppen aufgeteilt werden: In Frauen unter 35 Jahre, die nicht rauchen, und in solche unter 35 Jahre, die es tun, sowie in Raucherinnen beziehungsweise Nichtraucherinnen über 35 Jahre (Abbildung 18).

Es dauerte über zehn Jahre, um aus dieser groß angelegten Studie aus Großbritannien, an der über 50 000 Frauen beteiligt waren, die Information zu erhalten, dass das Risiko oraler Kontrazeptiva durch das Rauchen sowie durch das Alter gleichermaßen erhöht wird und dass für eine Frau das Risiko der Pillenanwendung etwa dem des Rauchens gleichkommt (52, 53).

Retrospektiv betrachtet, wäre es ein Fehler gewesen, die Pillenverwendung weltweit zu stoppen. Die ersten Todeszahlen ergaben über das absolute Risikoniveau keine Klarheit. Vor allem aber wusste man nichts über die komplexen Wirkungen von Rauchen und Alter, deren Erkenntnisse sich heute in relevanten Verwendungshinweisen und Anwendungsbeschränkungen ausdrücken.

Nicht nur wer rasch, auch wer bedächtig handelt, muss nicht immer das Richtige tun. Das folgende Beispiel zeigt, dass zögernde und bremsende Verhaltensweisen in den Kontrollbehörden den Bürger nicht nur schützen, sondern gelegentlich auch gefährden können:

Das erste Präparat aus der pharmakologischen Stoffklasse der Betablocker, die seit über 30 Jahren erfolgreich gegen Funktionsstörungen des Herzens eingesetzt werden, wurde in den USA zur Vorbeugung eines zweiten Herzinfarkts von der Kontrollbehörde erst 1981 zugelassen, nachdem medizinische Experten schon 1975 auf den großen Wert derartiger Substanzen für die Verhinderung eines erneuten Infarktes hingewiesen hatten und diese Indikation in Europa längst anerkannt war. Im Jahre der Zulassung musste die FDA zugeben, dass durch die Anwendung von Betablockern nach überstandenem ersten Infarkt allein in den USA jährlich etwa 17 000 Menschenleben erhalten werden können (zit. n. 34).

Das bedeutet, dass in den sechs Jahren der Zulassungsverzögerung in den USA etwa 100 000 (!) Menschen ihr Leben verloren haben, die länger hätten leben können. Wenn wir Fortschritt in der Medizin nicht nur in Form von gewonnenen Jahren, sondern auch von vermiedenen Todesfällen ausdrückten, dann würden wir den Nutzen der Arzneimittel vermutlich besser verstehen.

Behördliche Entscheidungen gegen Arzneimittel, die vielfach von der unterschwelligen Sorge geleitet sind, eine neue Contergankatastrophe zu vermeiden, können uns sowohl nützen wie auch schaden. Wenn die von einer opferorientierten Berichterstattung geprägte öffentliche Meinung auch weiterhin zu Vorteilen ohne Nachteile tendiert, dann werden die um ihre eigene Sicherheit besorgten Kontrollbeamten bestrebt sein, Risiken zu eliminieren, was immer uns alle das kosten mag.

Was ich sagen will, ist dies: Die meisten schweren Nebenwirkungen und Todesfälle durch Arzneimittel ereignen sich an Menschen, die sowohl krank als auch alt sind, deren Lebenserwartung also nur noch gering ist.

Ganz ohne Emotionen muss man daher fragen, ob es gerechtfertigt und auch human ist, ein Arzneimittel, welches bei dem einen oder anderen zum Tod geführt und damit einer winzigen Minderheit einige Jahre Lebenserwartung gekostet hat, zurückzuziehen, und zwar für den Preis, einer großen Mehrheit Lebensjahre und Lebensqualität zu nehmen.

Über Risiken muss korrekt informiert werden. Der Bürger hat ein Recht auf eine Information, bei der der Sachverhalt eines Risikos in den Grenzen seiner Erkennbarkeit kontrolliert werden kann. Auf Arzneimittel übertragen bedeutet dies, dass der Öffentlichkeit bei Zwischenfällen mit ihnen die bestmögliche Schätzung des absoluten Risikos mitgeteilt wird, sie nicht nur über die Zahl der Opfer, sondern auch über die Zahl derer informiert wird, die nicht zu Opfern wurden (relatives Risiko), ihr das Arzneimittelrisiko in einem Zusammenhang mit dem Krankheitsrisiko dargestellt wird, und dass ihr bei Aktionen gegen ein Arzneimittel die Folgen der Entscheidung, die mit einem generellen Verbot oder einer Verwendungseinschränkung verbunden sind, sowie die therapeutischen Alternativmöglichkeiten aufgezeigt werden.

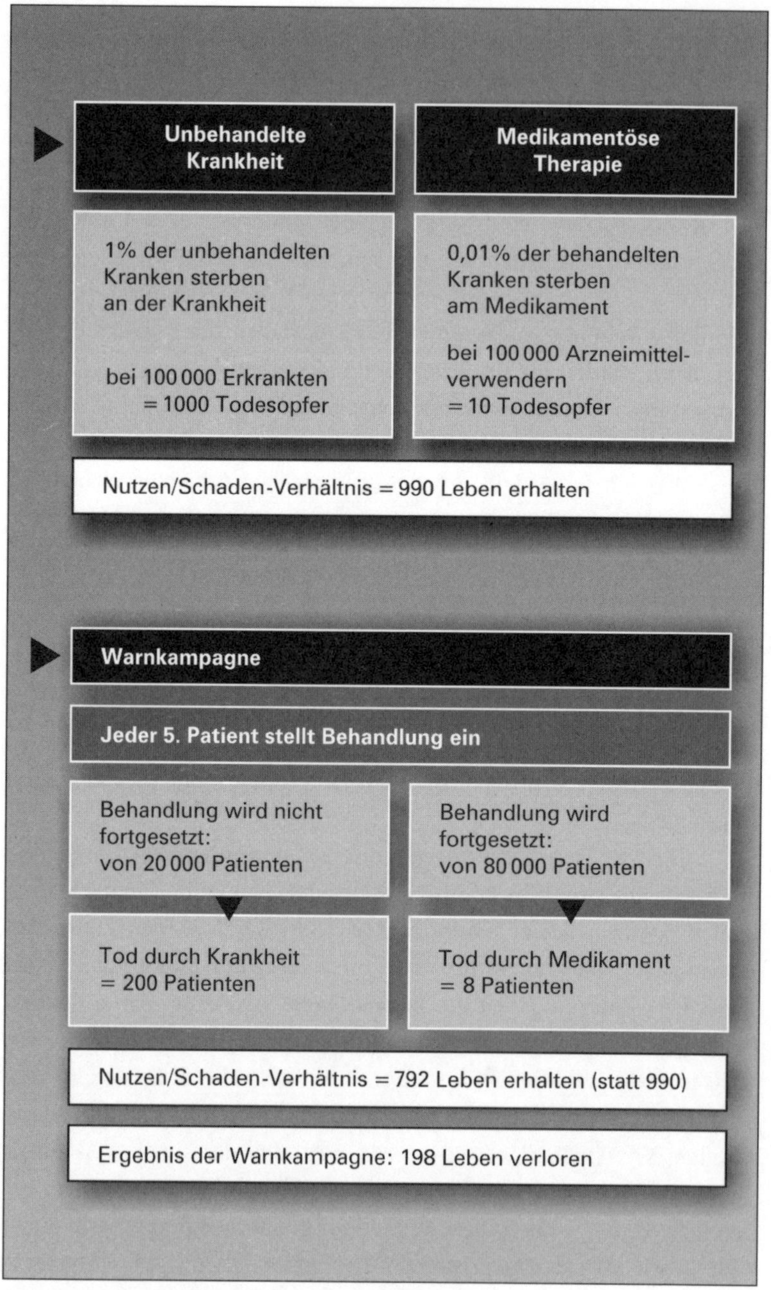

Abb. 19: Menschenopfer durch Medienkampagne (33)

Medien als Risiko

Zunehmende Null-Risiko-Mentalität zeigt sich am Beispiel der Arzneimittel. Journalisten gehen davon aus, dass Medikamente höchst wirksam und völlig sicher sein müssen. Da sie dies aber weder sind noch sein können, werden sie beim Auftreten von Problemen sofort zum Thema, ein Skandal wird enthüllt und die Schuldigen werden benannt. Viele Patienten stellen daraufhin die Behandlung ein und wertvolle Arzneimittel, die nach jahrelanger kostspieliger Entwicklung der Medizin zur Verfügung gestellt wurden, können in wenigen Wochen vernichtet werden.

Sensationsberichte in den öffentlichen Medien können nun dazu führen, dass selbst lebensrettende und gegen schwerwiegende Folgeerscheinungen verordnete Arzneimittel von manchen Menschen nicht mehr eingenommen werden. Wie verhängnisvoll sich dies auswirken kann, sei an folgendem Beispiel dargestellt (Abbildung 19):

> Nehmen wir eine – nicht extrem gefährliche – Krankheit an, die unbehandelt bei einem Prozent der Erkrankten zum Tode führt. Bei 100 000 Erkrankten würde sie 1000 Todesopfer fordern. Gegen diese Krankheit gäbe es nun ein wirksames Medikament, welches jedoch – wie alle Arzneimittel – nicht völlig gefahrlos ist, und bei einem von 10 000 Menschen tödliche Nebenwirkungen auslösen würde. Das hieße, dass von 100 000 erkrankten und behandelten Patienten zehn Menschen an den Folgen der Behandlung sterben würden. Die Nutzen-Schaden-Abwägung spräche eindeutig für das Medikament, denn durch die Behandlung können 990 Erkrankte vor vorzeitigem Tod bewahrt werden.
>
> Nehmen wir weiterhin an, dass zehn Arzneimittelopfer in den Medien als eine Katastrophe empfunden werden, dass eine große Aufklärungskampagne entsteht und jeder fünfte Patient die Behandlung einstellt. Die Nutzen-Schaden-Rechnung sähe dann so aus: 20 000 Patienten nehmen das Arzneimittel nicht mehr ein, von ihnen sterben 200 an der unbehandelten Krankheit, während an der Therapie zwei gestorben wären. 80 000 Erkrankte führen die Behandlung fort, von ihnen sterben acht an den tödlichen Nebenwirkungen des Präparates. Das bedeutet, dass statt 990 Menschen nur 792 gerettet werden können. Die Aufklärungs- und Warn-Kampagne hat 198 Erkrankten das Leben gekostet.

Wie schon gesagt wurde, kann die Größe eines Risikos sowohl nach der absoluten Häufigkeit (Prävalenz) als auch dem relativen Auftreten (Inzidenz) der beobachteten Gefährdung gemessen werden. Während es im Arzneimittelbereich sinnvoll wäre, Nebenwirkungen – insbesondere schwerwiegende – nach ihrem relativen Auftreten zu betrachten und zu bewerten, steht doch meist ihre absolute Häufigkeit im Vordergrund, sowohl in der Berichterstattung als auch bei behördlichen Entscheidungen.

Wenn 100 000 Menschen ein Medikament anwenden, und einer von ihnen innerhalb eines Jahres daran stirbt, so mag dies als ein akzeptables Risiko angesehen werden. Würde dieses Arzneimittel hingegen von zwei Millionen Menschen – 20-mal mehr – verwendet werden, dann stiege die Zahl der Opfer im gleichen Zeitraum auf 20 und könnte die Kontrollbehörde unter öffentlichem Druck dazu zwingen, das Mittel vom Markt zu nehmen, obwohl das Verhältnis zwischen Opfern und Überlebenden jedes Mal dasselbe ist.

Meist ist es in einer solchen Situation nicht möglich, zu einer nüchternen Nutzen-Schaden-Abwägung und einer vernünftigen Entscheidung zu kommen. Publizistischer Alarm löst Ereignisse aus, die oft in kurzer Zeit das betreffende Arzneimittel als reines Gift erscheinen lassen. Daraufhin stellen die Patienten die Behandlung ein, und bald darauf ist das Ende des Medikaments gekommen, zu dessen Entwicklung meist über zehn Jahre benötigt wurden. Der Verlust des Forschungs- und Entwicklungsaufwands von heute etwa 300–500 Millionen Dollar ist in der Angelegenheit noch die am klarsten erkennbare Auswirkung. Unklar muss die Zeit bleiben, die zur Entwicklung eines neuen Präparates nötig ist und in der viele Patienten wegen fehlender Behandlung nicht nur gefährdet sind, sondern auch sterben können.

Risiken der Konsumgesellschaft
Folgen unserer Maßlosigkeit

Das Erleben der eigenen Identität ist heute wichtig, vielleicht sogar das Wichtigste geworden. Nicht ohne Grund setzt die Werbung verstärkt auf dieses Gefühl. Nicht mehr das Produkt selbst, sondern das Erlebnis mit ihm, der Spaß an der Sache, steht im Vordergrund. Das Auto ist nicht mehr bloß Transportmittel, es ist eine Lebenshaltung geworden. Man geht nicht in Urlaub, um sich zu erholen, sondern um sich selbst zu erfahren, die Herausforderung der eigenen Kräfte zu erleben.

Allerdings fragt es sich, ob die Verhaltensgröße Erleben dauerhaft und in einer Welt sich rasch ändernder Probleme und ihrer notwendigen Korrekturen überhaupt von Wert sein kann. Die Probleme der Zukunft stellen eher Anforderungen an die Rationalität, als dass sie gefühlsbetonte Werte benötigen.

Es ist richtig, dass der Bürger heute von allen Seiten – von der Wirtschaft wie der Politik wie den Medien – betrogen und belogen wird, aber ebenso richtig ist es, dass er selbst maßlos geworden ist. Viele Missstände, die wir beklagen und die für uns zu Gefahren werden können, hat unsere Maßlosigkeit erst möglich gemacht. Bei jedem neuen Öl-, Wein- und Fleisch-Skandal werden die chemischen Nahrungsmittelzusätze, die falschen Inhaltsangaben und die Massentierhaltung beklagt. Aber Massenangebot ohne massenhafte Nachfrage gibt es nicht.

Früher kam in den bürgerlichen Familien Fleisch nur am Sonntag auf den Tisch, und ein Huhn gab es vielleicht an einem Festtag. Heute gehören Hühnergerichte auf der Speisekarte zu den Billiggerichten, und Fleisch kann sich fast jeder jeden Tag leisten. Aber wer fragt sich schon, woher eigentlich das Fleisch für die Milliarden Hamburger der Fastfood-Restaurants und die Millionen Hühner für die Grillketten kommen? Anscheinend niemand, denn alle sind erstaunt, wenn sie von Massentierhaltung und nicht artgerechter Tierfütterung hören.

Früher war man darauf eingestellt, dass Kalbs- und Rindfleisch etwas Besonderes und eine Beerenauslese etwas Seltenes sind. Dann wollten alle Kalbsfilets und Rindersteaks essen und Beerenauslesen trinken, und sie bekamen beides. Nur schien sich niemand zu fragen, wie das eigentlich alles zu erschwinglichen Preisen möglich sei. Aber alle staunten, als sie von Hormonen im Fleisch, von Glykol im Wein und vom Rinderwahn hörten.

In der „guten alten Zeit" rührten Missstände bei Nahrungsmitteln vor allem aus Verarbeitungsproblemen her, aus der Unsauberkeit bei der Herstellung und Verpackung oder dem Gebrauch von akut toxischen Substanzen als Zusatz.

Heute liegt das Problem vor allem darin, dass möglichst viele möglichst alles möglichst billig haben wollen, und so werden eben immer wieder Waren mit verbotenen Zutaten versetzt oder vorsätzlich falsch benannt, wie wir jüngst wieder erlebt haben.

Ein besonders trauriges Beispiel ist die spanische Speiseöl-Katastrophe in den 80er-Jahren, bei der industrielles Rapsöl als Olivenöl verkauft wurde, was Tausende zu Krüppeln gemacht und viele getötet hat.

In all diesen Beispielen geht es nicht etwa um unlösbare Probleme der Lebensmittelchemie, sondern um kriminelle Handlungen, zu denen einige fähig sind, weil ihnen die Zeit den Betrug und das Verbrechen nicht schwer macht.

Oder betrachten wir im Zusammenhang mit unserer zunehmenden Mobilität den Flugverkehr. Einst Privileg einer Elite, wurde das Flugzeug zum Transportmittel der Massen. Alle wollen fliegen, möglichst weit weg und für möglichst wenig Geld. Und wie so oft sank damit die Qualität, nicht nur im Service, sondern auch in der Sicherheit. Die Nachfrage bestimmt das Angebot, aber auch die unerwünschten Ereignisse.

Piloten werden heute rascher als früher ausgebildet und Co-Piloten schneller zu Piloten gemacht. Neu eingestellte Flugzeugführer werden schlechter bezahlt als die alten, die Gesellschaften arbeiten mit weniger erfahrenen Servicetechnikern als früher, und Piloten, Lotsen und Flugbegleiter machen oft länger als vertretbar Dienst. Und die Flugzeuge selbst müssen rascher montiert und gewartet werden, sonst kommen die Hersteller bei der enormen Nachfrage nach Maschinen mit der Produktion nicht mehr nach. Bevor man auf Aufträge verzichtet, lässt man auch einmal weniger erfahrene Leute ans Montieren. Aber alle sind erstaunt, wenn Flugzeuge aus Treibstoffmangel, wegen nicht enteister Tragflächen, unsachgemäßer Verkabelung oder aufgrund „menschlichen Versagens" abstürzen.

An alledem wird sich auch in Zukunft nichts ändern. Vielmehr ist zu befürchten, dass in einem zu schnellen Wettlauf um das Konsum-, Freizeit- und Touristikgeschäft Menschen und Materialien zunehmend überlastet werden. Also werden auch weiter Flugzeuge und Seilbahnen wegen Materialermüdung abstürzen, Fähren wegen Überladung untergehen, die Passagiere wegen fehlender Rettungsboote ertrinken, Autobusse wegen Übermüdung der Fahrer verunglücken, Autos in zu engen Tunnelröhren zusammenstoßen und in Brand geraten und Expresszüge wegen mangelhaft gewarteter Räder entgleisen. Die Sicherheit bleibt gegenüber dem Profit auf der Strecke.

Die Ethik des Risikos

Über Grenzen und Generationen hinweg
Eine neue Qualität der Technikfolgen

Naturwissenschaftler und Techniker betonen gern, Wissenschaft und Technik seien neutral. Sie vergessen dabei meist, dass es ihre Wirkungen auf die Gesellschaft nicht sind.

Wir alle wissen, dass der wissenschaftlich-technische Fortschritt zum Menschen hin und von ihm fortführen, Leben erhalten und zerstören, den Menschen befreien und unterdrücken kann. Da unsere materielle Welt fast ausschließlich auf den Erkenntnissen von Biologie, Chemie und Physik beruht, ist unser Schicksal unauflöslich mit den Entwicklungen auf diesen Gebieten verbunden. Biologie und Gentechnologie eröffnen uns für Medizin und Nahrungsgewinnung bisher unbekannte Chancen, haben aber auch die Möglichkeit geschaffen, die menschliche Natur zu verändern und Lebewesen biologisch zu manipulieren.

„Globalisierung und die Revolution in der Biotechnologie, die sich zur Leitwissenschaft des neuen Jahrhunderts aufschwingt, drohen bislang gültige Konstanten für Sicherheit und Identität der Einzelnen und ihrer Gesellschaften zu untergraben" (45). Der Wandel der Medizin von einer Menschen heilenden zu einer Menschen konstruierenden Wissenschaft zerstört das Bild des Menschen und seines sozialen Umfeldes mit völlig unbekannten Folgen.

Die Chemie hat uns neue Treibgase, Werkmaterialien und Wirkstoffe gegeben, konfrontiert uns aber auch mit Umweltbelastungen, dem Ozonloch und globalen Klimaveränderungen. Und die Atomphysik hat die Nutzung der Kernenergie ebenso ermöglicht wie die Bombe.

Auf diese neue Qualität der Technikfolgen weist der Jesuit Johannes Reiter hin, wenn er sagt: „Bislang waren Technikfolgen weithin überschaubar, handhabbar, reduzierbar und reparierbar, und damit auch weitgehend vertretbar. Es gab wohl Gefahren, aber wenig Gefährdung. Wohl gab es Opfer und Einzelschicksale, aber so gut wie keine Katastrophen. Technikfolgen schienen also weder auf eine Umkehr noch auf einen Ausstieg aus der Technik zu drängen. Heute stellt sich die Lage anders dar. Vor allem folgende Aspekte sind nicht zu übersehen: Die mangelnde Beherrschung der Technikfolgen, die massive Beeinflussung der Natur und Umwelt sowie die globalen Ausmaße in Raum und Zeit. Inzwischen begegnen wir immer deutlicher Folgen und Folgelasten einiger Technologien, die sich nicht mehr hinreichend beherrschen lassen. Aus Gefahren sind unbegrenzte Gefährdungen entstanden" (48).

Für Wissenschaft und Technik genügt es also nicht mehr, bloß die Frage zu prüfen, ob die Realisierung einer Erfindung machbar ist, wie das Produkt aussehen könnte und ob seine Vermarktung ökonomisch sinnvoll ist; sie müssen sich auch fragen, was aus dem Produkt wird, wenn es der Konsument nicht mehr benötigt. Metalle kann man verschrotten, aber was wird aus den anorganischen Grundstoffen? Die Leistung von Motoren kann gesteigert, aber wie weit können die entstehenden Schadstoffe reduziert werden? Atome kann man spalten und Energie daraus gewinnen, aber was wird aus den Reaktoren, wenn sie ihren Dienst getan haben? Ausgediente Brennelemente kann man zwischenlagern, aber wie wird das Problem der endgültigen Entsorgung gelöst?

Die Forderung, die Folgen technischen Handelns von vorneherein in die Überlegungen mit einzubeziehen, ist sicher richtig, garantiert aber nicht, dass auch immer die richtigen Konsequenzen gezogen werden. Der Sozialethiker Wilhelm Korff hat den Grundsatz formuliert: „Wenn ein an sich gutes Ziel nicht ohne Nebenfolge zu erreichen ist, so darf das als mögliche Nebenfolge eintretende Übel niemals größer sein als das Übel, das eintreten würde, wenn die Handlung unterbliebe." Dieser Grundsatz, denke ich, erlaubt vernünftiges Handeln, denn er bedeutet nichts anderes, als dass Chancen und Risiken und damit auch Nutzen und Schaden in einem für die Gemeinschaft vertretbaren Verhältnis stehen müssen.

Große wissenschaftliche Entdeckungen und technische Neuerungen haben zu allen Zeiten den Fortschritt beflügelt, aber auch Skepsis und Ängste ausgelöst und die Einstellungen der Menschen zu

Wissenschaft und Technik beeinflusst. Experten mit ihrem wissenschaftlichen Verstand und technischem Wissen neigen dazu, diese Ängste und schwankenden Verhaltensweisen zu ignorieren oder sie mit Unsicherheit und Rückständigkeit zu erklären. Sie sind gewohnt, ihre eigene objektive Risikobewertung als maßgebend anzusehen, die subjektive Risikowahrnehmung des Laien hingegen als irreal abzutun, statt über sie nachzudenken. Tatsächlich aber sind beide Bewertungen durchaus echt, und es ist nicht klug, die eigene für allein richtig und die des Laien für falsch zu erklären, da sich in ihr menschliche Empfindungen und gesellschaftliche Wertvorstellungen äußern.

Da wir aus der Janusgesichtigkeit der Technik niemals herauskommen, bleibt uns als Gesellschaft also nur, zwischen den Chancen für die Gegenwart und Zukunft sowie den mit ihnen verbundenen Risiken, so weit sie für uns heute erkennbar sind, abzuwägen, ständig auf neue Gefahren zu achten, den eingeschlagenen Kurs wenn nötig zu korrigieren und die Entwicklungen möglichst so zu lenken, dass die Vorzüge die Nachteile überwiegen.

Seit der Erfindung des Feuers ist Wissen die Grundlage menschlicher Existenz, aber auch das wirkungsvollste Mittel ihrer Zerstörung. Meist liegt die Gefährlichkeit von Wissen nicht darin, dass es überhaupt vorhanden, sondern dass es ungleich verteilt ist und somit gegen andere verwendet werden kann. Vorhandenes Wissen kann aber nicht rückgängig gemacht werden. Jedes Wissen ist Bestandteil unseres Lebens. Ein Zuwachs an Wissen, theoretischer Einsicht und daraus abgeleiteter Erkenntnis bedeutet fast immer auch einen Zuwachs an nutzbaren Anwendungsmöglichkeiten. Der Philosoph Hermann Lübbe sagt dazu: „Und da sich mit dem Tempo des Fortschritts auf der Erkenntnisebene nun auch das Tempo nutzbarer Handlungsmöglichkeiten gesteigert hat, sind wir mit einer Fülle neuer Handlungsmöglichkeiten konfrontiert, die in unserem bisherigen ethischen und auch rechtlichen System noch nicht normiert sind. Wir wissen also nicht genau, was man darf, was man nicht darf, was man tun sollte, was man besser unterlassen sollte" (41).

Technik selbst ist wertfrei, ob sie zu Gutem oder Bösen eingesetzt wird, ist ausschließlich Sache des Menschen. Da also bei der Anwendung naturwissenschaftlicher Erkenntnisse lebenserhaltender Nutzen und todbringender Schaden unabänderlich miteinander verknüpft sind, müssen auch die Auswirkungen der Forschung von Anfang an Gegenstand des wissenschaftlichen Denkens sein. Es wird sehr darauf ankommen, dass die Wissenschaftler, die den Fortschritt erdenken und allein seine mögliche Richtung beurteilen können, und die Techniker, die die Entwicklungsprozesse hinsichtlich ihrer Folgen in gewissem Umfang abzuschätzen vermögen, auch die Vernunft haben, Grenzen zu respektieren und das Maß nicht zu verlieren.

Der Philosoph Jürgen Mittelstraß allerdings meint, „dass es mit einem derartigen Maß heute nicht zum Besten steht. Tatsächlich werden die Wege der Forschung und ihrer Anwendung schmaler, unübersichtlicher, gefährlicher. Indizien dafür sind, dass zunehmend Wissenschaft und Recht problematisch interferieren und sich mit dem wissenschaftlichen Wissen auch unsere Lebensformen in unübersichtlicher Weise verändern. Die innere Maßlosigkeit der Wissenschaft erfasst auch ihre Folgen. Wir haben schon jetzt einen Punkt erreicht, wo die Anstrengungen, mit den Folgen wissenschaftlicher Forschung fertig zu werden, nicht weniger groß sind als die Anstrengungen, die hinter dieser Forschung und ihren Resultaten stehen“ (44).

Laufen uns also die Folgen davon?

Die Verantwortung des Wissenschaftlers
Darf er alles, was er kann?

Die Forderung, dass die Konsequenzen des wissenschaftlich-technischen Fortschritts auch eine neue Verantwortung des Forschers gegenüber der Gesellschaft notwendig machen, ist verständlich, denn die Größe von Risiken, die Reichweite ihrer Folgen und die Irreversibilität von Schäden über oft unvorstellbare Zeiträume hinweg sind nicht mehr mit denen von früher vergleichbar. Nach dem Reaktorunglück in der Ukraine beispielsweise ist die Region Tschernobyl nach unserem derzeitigen Kenntnisstand für unvorstellbare 1000 Jahre unbewohnbar geworden.

Wenn also ein Irrtum genügt, um Millionen zu schädigen oder zu töten und Lebensraum für viele Jahrhunderte zu zerstören, dann ist der Mensch mit einer solchen Situation moralisch überfordert. Die traditionellen wissenschaftlichen Verhaltensregeln den Mitmenschen gegenüber reichen nicht mehr aus. Die durch Wissenschaft und Technik gegebenen heutigen und zukünftigen Schädigungsmöglichkeiten erfordern als Tätigkeitsgrundlage eine Verantwortung, die dem Ausmaß an möglichem Schaden größengleich ist.

Glücklicherweise brechen in der Wissenschaft wenigstens noch Gegensätze auf. Lee M. Silver aus Princeton weist auf die fragwürdigen Konsequenzen des Duplizierens hin: „Affen zu klonen ergibt nur Sinn, wenn man das Verfahren beim Menschen anwenden will.“ Während der Molekularbiologe Gregory Stock im gentechnisch perfektionierten Menschen die Zukunft der Menschheit sieht, warnt sein Münchner Kollege Jürgen Brosius vor den Folgen: „Wir sollten verstehen, dass unsere Beurteilung, ob ein Gen gut oder schlecht ist, nur für die Gegenwart relevant ist, unter anderen Bedingungen, wie verändertem Klima, könnten Gene, die wir heute so schnell los werden wollen, lebenswichtig werden. Die genetische Variabilität sichert unser Überleben“ (zit. n. 45).

Die Zeiten isolierten, von gesellschaftlichen Bezügen freien wissenschaftlichen Arbeitens sind endgültig vorbei. Forschen und Entwickeln werden nicht mehr unabhängig von gesellschaftlichen Zusammenhängen beurteilt. Wissenschaftler und Techniker müssen erkennen, dass sie jetzt auch auf Grenzen stoßen, weniger auf Grenzen des wissenschaftlich und technisch Machbaren, als vielmehr auf solche der Belastbarkeit des Menschen und seines natürlichen Lebensraums. Soll aber die Hilflosigkeit unserer Gesellschaft gegenüber einer überhand nehmenden Technik überwunden werden, müssen wir als Gesellschaft den Fortschritt und seine Folgewirkungen verarbeiten, nicht nur wissenschaftlich-technisch, sondern auch geistig-moralisch.

Während früher die Mehrzahl der Forscher der Meinung war, dass sich ihre Arbeit im Schutze kultureller, moralischer und auch rechtlicher Selbstverständlichkeiten vollziehe (41), stellt die Öffentlichkeit heute immer wieder die Frage, ob die Wissenschaftler alles tun dürfen, was sie tun können. In praktisch allen technologisch fortgeschrittenen Gesellschaften setzen sich Ethiklehrstühle durch, zudem werden in den essentiellen, die Gemeinschaft betreffenden Fragen staatlicherseits immer wieder Ethikkommissionen eingesetzt. Auch wenn es gelegentlich ein Zuviel des Interesses an ethischen Fragen und auch bereits einen Missbrauch ethischer Reflexion zur Verhinderung der Forschung gibt, kommt man nicht umhin, zuzubilligen, dass es für diese zunehmende ethische Diskussion hinreichende Gründe gibt (41).

Bei der heute oft erhobenen Forderung nach einer wissenschaftlich-technischen Ethik erhebt sich allerdings die Frage, ob eine eigene Ethik des Wissenschaftlers und Technikers überhaupt existiert. Mittelstraß meint, dass es eine derartige Ethik nicht gibt und auch gar nicht geben kann. „Ethik ist keine Sache von Berufsständen, sie ist vielmehr immer Bürgerethik."

Während Hubert Markl, Präsident der Max-Planck-Gesellschaften, jegliche Einwände gegen die Gentechnologie mit moralischer Überheblichkeit und Technikfeindlichkeit abtut, warnt Wolfgang Frühwald, Präsident der Alexander von Humboldt-Stiftung, davor, „die Forschungsfreiheit als einen absoluten Wert der Menschenwürde überzuordnen". Die Definierung dessen, was Menschenwürde ist, muss also die Sache aller Menschen bleiben, nicht nur die weniger Experten werden.

Wissenschaft und Technik geben somit auf die Frage nach dem wie weit und wohin keine Antwort, können nur von außen Maß und Begrenzung erhalten und bedürfen, wollen sie für den Menschen ihren Nutzen bewahren, des ethischen Maßes der Gesellschaft. Somit sollte die Grenze des Fortschritts dort liegen, wo die Gesellschaft meint, es dürfe an dieser Stelle nicht weitergehen.

Verbesserungen menschlicher Lebensbedingungen mithilfe der Technik werden generell als Fortschritt begriffen. Was aber in einer Gesellschaft konkret als Verbesserungen verstanden wird, hängt vom allgemeinen Konsens über gemeinschaftliche Werte wie Wohlstand, Sicherheit, Gesundheit oder Persönlichkeitsentfaltung ab. Dass diese Werte in einer offenen Gesellschaft einem ständigen Wandel unterliegen, muss ihren Bürgern allmählich zum Selbstverständnis werden.

Die Beurteilung der Wirkungen des wissenschaftlich-technischen Tuns setzt also voraus, dass die Gesellschaft weiß und sagt, welchen Fortschritt sie will und welchen nicht, und prüft, ob die Chancen dieses Fortschritts – mit ihrem Maß gemessen – seine Risiken rechtfertigen.

Alle die Zukunft betreffenden Entwicklungen und sich auf zukünftige Generationen auswirkende heutigen Entscheidungen müssen auf wissenschaftlichen Erkenntnissen beruhen, aber auch im Licht menschlicher Werte gesehen und von einer breiten gesellschaftlichen Akzeptanz getragen werden. Wissenschaft, Technik und Gesellschaft stehen heute in einer unausweichlichen Beziehung zueinander. Die Kenntnisse über das physikalische Universum haben einen noch vor drei Jahrzehnten nicht für möglich gehaltenen Stand erreicht, und unser Verständnis für biologische Prozesse und Lebensbedingungen vertieft sich ständig. Die Verwertung des neuen Wissens setzt aber voraus, dass von der Gesellschaft über die Richtung, das Tempo und die Grenzen des technologischen Fortschritts Entscheidungen getroffen werden.

Die Gesellschaft setzte sich schon immer aus solchen zusammen, die Werte – materielle wie ideelle – schaffen, und solchen, die dies nicht tun, aber den Anspruch erheben, diese Arbeit zu kritisieren.

Befürworter des technischen Fortschritts neigen dazu, unser bestehendes Gesellschaftssystem in kräftig leuchtenden Farben zu malen, Zwischenfälle mit Technik als verzerrte Mediendarstellungen und sich abzeichnende Katastrophen als irrationale Zukunftsängste abzutun und dem von ihren Kritikern entworfenen Schreckensbild unserer Zeit die ewig heile Welt gegenüberzustellen.

Kritiker unserer technischen Zivilisation reagieren auf dieses idealisierte Weltbild mit den Apokalypsen des Untergangs und tragen durch ihre meist einseitige Betrachtungsweise dazu bei, den technischen Fortschritt schlechthin infrage zu stellen. Vor allem neigen sie dazu, die Risiken von Technik zu betonen, ihre Chancen hingegen unerwähnt zu lassen, die Situation also so darzustellen, als seien es die Risiken, die unsere Zeit charakterisieren.

Der Biochemiker und heutige Kulturkritiker Erwin Chargaff hat gesagt: „Wir brauchen wüste Pessimisten.“ Einverstanden, aber nicht zu viele! Eine technische Zivilisation bedarf nicht nur der besorgten Warner, sondern auch der unbeirrbaren Vorwärtsdränger. Und während Letztere zugestehen sollten, dass sie manchmal gebremst werden müssen, dürfen die Mahner nicht vergessen, dass sie wahrscheinlich nur dank der Vorwärtsdränger noch am Leben sind (zit. n. 30).

Kann es also verwundern, wenn Illusionen gleichermaßen wie irrationale Vorstellungen heute zunehmend das bestimmen, was sich der Einzelne unter den Chancen und Risiken des technischen Zeitalters vorstellt?

Eigentlich sollten wir aus eigener Erfahrung wissen, dass wir Risiken, natürlichen wie menschlich erzeugten Ursprungs, nicht völlig aus unserem Leben eliminieren können. Was immer man tut oder unternimmt, immer ist man Risiken ausgesetzt und weiß bei einer Entscheidung für oder gegen eine Neuentwicklung leider nur selten im Voraus, ob man sich damit mehr Nutzen oder mehr Schaden einhandeln wird. Immer müssen wir abwägen und uns als Individuen wie als Gesellschaft fragen, welche Chancen wir für Fortschritt zu ergreifen und welche Risiken wir für ihn gleichzeitig einzugehen bereit sind.

Auf dem Weg in die Zukunft bedeutet Sicherheit nicht die Vermeidung jeglicher Risiken. Sicherheit ist ein Weg zwischen den Risiken hindurch.

Mit Risiken umgehen lernen

Umgang mit Akzeptanzkrisen
Was wollen wir?

Statistik ist notwendig und aus Zahlen kann man viel lernen, denn die Hauptrisiken des Lebens werden nicht durch Mutmaßungen, sondern durch das Analysieren von Fakten erkannt. Das Messen von Risiken und das Ausdrücken in Zahlen ist nicht nur ein wichtiger Bestandteil der Bewertung von Gefahrenquellen, sondern für die Zuständigen auch die Basis für richtige Schlussfolgerungen und vernünftige Sicherheitsmaßnahmen.

Nun kann man aus ein und denselben Zahlen ganz unterschiedliche Erkenntnisse gewinnen und Schlussfolgerungen ziehen, je nachdem, ob man an das individuelle oder das kollektive Risiko denkt.

Das so genannte *Individualrisiko* drückt die Wahrscheinlichkeit für den Einzelnen aus, in einem bestimmten Zeitraum einen Schaden zu erleiden, zum Beispiel bei einem Verkehrsunfall getötet zu werden. Das persönliche Risiko, bei einem Kraftfahrzeugunfall ums Leben zu kommen, lag – bezogen auf die Gesamtbevölkerung – in Deutschland 1999 und 2000 bei etwa 1:10000 und wird in dieser Höhe von den meisten von uns offenbar als völlig akzeptabel angesehen.

Demgegenüber drückt die Zahl der Verkehrsunfälle, Verletzten oder Toten pro Kopf der Bevölkerung das Straßenverkehrsproblem in Bezug auf die Gemeinschaft aus. Dieses so genannte *Kollektiv-* oder *Gesellschaftsrisiko* stellt die Größe einer Gefahr für die Gesellschaft als Ganze dar. Es ist von volkswirtschaftlicher Bedeutung und in erster Linie für eine Regierung oder eine Kontrollbehörde relevant, in deren Verantwortungsbereich bestimmte Aspekte des gesellschaftlichen Wohls fallen. 7614 Verkehrstote, wie sie 2000 registriert wurden, müssen aus der Sicht der Verantwortlichen eigentlich für unakzeptabel erachtet werden (30).

Die Größe eines Risikos lässt sich nach der absoluten Häufigkeit *(Prävalenz)* oder dem relativen Auftreten *(Inzidenz)* der beobachteten

Gefährdung messen. Sowohl Prävalenz als auch Inzidenz stellen wesentliche Parameter dar, um über die gesellschaftliche Akzeptanz eines Risikos zu urteilen. So kann beispielsweise das Ausmaß eines Arzneimittelzwischenfalls als Verlust einer absoluten Anzahl von Menschenleben oder als ein Todesfall pro Gesamtzahl der dieses Medikament anwendenden Personen ausgedrückt werden. Die absolute Häufigkeit erregt die Medien, das relative Auftreten beschäftigt die Statistiker. Bei Entscheidungen über Risiken sollte vermehrt auf Inzidenzziffern, also auf relative Verhältniszahlen abgestellt werden. Das ist bei emotionalen Sachverhalten allerdings oft sehr schwierig (65).

Dieses relative Risiko ist hinsichtlich der Zumutbarkeit eines Risikos, zum Beispiel einer unerwünschten Arzneimittelwirkung, für die Bevölkerung ein wichtiges Kriterium, gilt aber – wie alle anderen quantitativen Risikoangaben auch – nur für das Kollektiv, nicht für den einzelnen Menschen. Auch der Vergleich zweier Präparate mit unterschiedlichem relativem Risiko sagt für den einzelnen Patienten nichts aus.

Ein und dieselbe Gefahr kann also vom Standpunkt des Einzelnen und von dem der Gesellschaft durchaus verschieden empfunden und beurteilt werden. Und ein und derselbe Tatbestand kann dementsprechend sehr unterschiedlich dargestellt werden, je nachdem, welche Absichten verfolgt oder welche Wirkungen ausgelöst werden sollen.

Viele der in diesem Buch angeführten Beispiele haben gezeigt, dass auch bei bestimmungsgemäßer Nutzung von Technik und Chemie unerwünschte Wirkungen möglich sind. Hierbei können die negativen Folgen – zum Beispiel schwerere Nebenwirkungen bei Krebsmedikamenten – von Anfang an bewusst in Kauf genommen werden. Oder sie treten – wie bei manchen Flugzeugkatastrophen, denken wir nur an das Reifenproblem der Concorde – erst später zutage, hätten aber vorhergesehen und bei größerem technischem Aufwand möglicherweise verhindert werden können. Oder die unerwünschten Wirkungen sind – wie bei den Waldschäden und dem Ozonloch, den Bodenbelastungen durch Chemikalien oder möglichen Zellschädigungen durch Strahlung – Langzeitfolgen und somit auf einem bestimmten Wissensstand unvorhersehbar.

Die Höhe eines Risikos kann man im Allgemeinen reduzieren, denn Sicherheitsmaßnahmen können gegen alle direkt oder indirekt durch Menschenhand verursachten Gefahren eingesetzt werden. Auch gegen natürliche Gefahren, als welche viele Krankheiten und alle Naturereignisse gelten, können sie wirksamen Schutz bieten, wie etwa Impfungen gegen Infektionskrankheiten, erdbebensichere Auslegung von Bauwerken oder Deiche gegen Überflutungen. Allerdings bedingt jede Sicherheitsmaßnahme einen organisatorischen und einen materiellen Aufwand, kostet also Geld. Man sollte also nicht immer nur fordern, Risiken zu reduzieren, sondern sich auch fragen, bis zu welchem Grad es sinnvoll ist, dies zu tun.

Völlige Risikofreiheit wird übrigens auch von unserer Rechtsordnung nicht gefordert. Diese geht vielmehr von der Realität aus, dass technische und chemische Risiken nicht völlig vermeidbar und somit in bestimmtem Umfang auch rechtlich zulässig sind. Sobald aber Wissen über bestimmte Gefährdungspotentiale existiert, muss der Staat dafür sorgen, dass deren Anwendung auf das für die Gemeinschaft als tolerabel erachtete Risiko reduziert wird. Aufgabe des Gesetzgebers ist es dann, zu prüfen, ob die Grenzlinie zwischen technisch Machbarem und ethisch Vertretbarem gesetzlicher Verdeutlichung bedarf (16).

Die Sicherheitsdiskussion in der Öffentlichkeit über Grenz- und Richtwerte, potentielle Risiken und Restrisiken, ist in Wirklichkeit eine Diskussion über die Akzeptabilität und Akzeptanz von Risiken. Eine Diskussion über sie ergibt sich logischerweise erst dann, wenn man zu der Einsicht gelangt ist, dass es absolute Sicherheit nicht geben kann (31).

Und da es diese auch nicht gibt, muss der Einzelne selbst entscheiden, welche der freiwilligen Risiken wie Rauchen, Fliegen oder Skifahren er in Kauf nehmen will und welche nicht. Auch müssen wir uns als Gesellschaft darüber einig werden, in welchem Umfang unfreiwillige Risiken wie Zusatzstoffe in Lebensmitteln, Verunreinigungen im Trinkwasser oder die mit Medikamenten verbundenen Nebenwirkungen akzeptiert, nicht akzeptiert oder reduziert werden sollen. Hierfür benötigen wir zunächst den Sachverstand von Experten, die uns sagen müssen, ob sie eine bestimmte Gefahr für vertret- und zumutbar – also für akzeptabel – halten oder nicht. Ob dieses „akzeptable" Risiko dann auch von der gesellschaftlichen Gemeinschaft akzeptiert wird, ist eine ganz andere Frage.

Die *Akzeptabilität* eines Risikos ist das Ergebnis einer wertenden Gesamtabwägung einer infrage stehenden Gefahrensituation beziehungsweise der sie hervorrufenden Technologie. Sie äußert sich in Form von Toleranz- und Grenzwerten, etwa für die Konzentration von Pflanzenschutzstoffen im Trinkwasser oder von chemischen Zusätzen in Lebensmitteln. Viele solcher Grenzwerte und Vorschriften beruhen letztlich auf Abschätzungen der möglichen Schädigungen für Mensch und Umwelt. Da die Zusammenhänge aber meist komplex sind, müssen Grenzwerte in vielen Fällen auch ohne genaue Kenntnisse über die jeweils zutreffenden Dosis-Wirkungs-Beziehungen festgelegt werden. Was dabei interessiert, ist die Frage, ob die natürlichen Inhaltsstoffe, Zusatzstoffe, Rückstände und Verunreinigungen in der Nahrung, der Luft und dem Wasser einen so hohen Gehalt aufweisen, dass sie Schadstoffcharakter annehmen. Es kommt also auf die Frage an, wie viel man wovon täglich essen, einatmen oder trinken darf, ohne Schaden zu nehmen (16, 31).

So ein Grenzwert garantiert natürlich keinen absoluten Schutz, er stellt den bestmöglichen Schätzwert dar und beruht auf Analysen, Tierversuchen und Beobachtungen. Offen bleiben müssen Fragen der gesundheitlichen Risikobewertung von Langzeitwirkungen, der Summationseffekte beziehungsweise möglicher Wechselwirkungen mit den in einer Vielfalt aufgenommenen anderen Stoffen.

Wir müssen uns also darüber im Klaren sein, dass Grenzwerte keine absoluten Werte und kurzfristige Überschreitungen in der Regel ohne Folgen für die Gesundheit sind. Von vielen (wenn nicht von den meisten) technologischen Entwicklungen, die wir in Gang setzen, wissen wir nicht, was sie mit der Zeit bringen. Deshalb sollten in technischen Angelegenheiten Grenzwerte, Richtlinien und Vorschriften als Experimente betrachtet werden, die sorgfältig geplant, überwacht und gegebenenfalls – wenn neue Erkenntnisse es notwendig erscheinen lassen – revidiert werden müssen. Nur so lassen sich die Zweckmäßigkeit von Vorschriften für die Gesellschaft feststellen und ihre Auswirkungen über die Zeit kontrollieren (30).

Im Gegensatz zur Akzeptabilität von Risiken stellt die persönliche oder gesellschaftliche *Akzeptanz* einer Gefahr die Bereitschaft dar, diese zu akzeptieren. Auch die Akzeptanz geht auf eine Abwägung zurück, in die jedoch viele sachfremde und irrationale Elemente einfließen. Sie hängt vom persönlichen Bildungsniveau ebenso ab wie von individuellen und gesellschaftlichen Wertorientierungen. Aber auch der allgemeine Kenntnisstand spielt eine Rolle, beispielsweise mit welcher Zeitung sich jemand regelmäßig informiert.

Ein wichtiger Grund für Akzeptanzschwierigkeiten mit neuen Technologien und den mit ihnen verbundenen Risikopotentialen liegt nun darin, dass Risiken meistens isoliert betrachtet werden, also unabhängig von den mit ihnen verbundenen Chancen. Der Mensch jedoch, der seinen Lebensstandard immer nur verbessern, nie aber gefährden will, vergleicht und wählt nicht zwischen den Risiken einer Sache, sondern zwischen ihren Optionen. Risiken werden also vom Menschen vernünftigerweise nur akzeptiert, wenn mit ihnen auch Chancen verbunden sind, wobei diese umso eher angenommen werden, je höher der zu erwartende Nutzen und je geringer der zu befürchtende Schaden ist. Entscheidend für die öffentliche Akzeptanz von Biotechnologie und Kerntechnik, von Müllverbrennungsanlagen und chemischen Betrieben, landwirtschaftlichen Chemikalien, Lebensmittelzusätzen und Medikamenten ist also, ob deren Nutzen für den Bürger erkennbar ist und ob er selbst von diesem auch etwas hat (29).

Für die Akzeptanz von Risiken gilt: Je überschaubarer sie für den Einzelnen sind, umso eher werden sie akzeptiert. Während sich Risiken quantifizieren lassen, ist ihre Akzeptanz rational nicht zu erfassen und auch mit rationalen Mitteln nicht zu beeinflussen.

Akzeptanz ist eines der großen Reizworte unserer Zeit. Industrie und Politik beschäftigen sich ständig mit Akzeptanzkrisen und der Frage, wie das Problem der Akzeptanzverweigerung zu lösen sei. Während man sich zu Beginn der Kernenergieära auf Seiten der Genehmiger und Betreiber noch wenig um Akzeptanz zu kümmern brauchte, ist das Problem der Gentechnologie von Anfang an auch ein Akzeptanzproblem. Dass man dort, wo man die Akzeptanz der Bevölkerung braucht, sie noch nicht erhalten hat, liegt unter anderem daran, dass man glaubt, die Akzeptanzverbesserung durch eine Art Nachhilfeunterricht für zurückgebliebene Bürger erreichen zu können: Diese sollen nun doch endlich verstehen, dass die Chancen von Kern- und Gentechnik hoch und die mit ihnen verbundenen Risiken, so überhaupt existent, doch zumindest beherrschbar sind und dass darüber hinaus ein allgemeines Bedürfnis für das Neue besteht.

Dem mag so sein, aber der Einschätzung der Experten entspricht nur selten die Wahrnehmung der Bürger. Und ein Bedarf ist nicht immer ein allgemeiner Bedarf, sondern vielfach einer, der sich nicht aus den Wünschen der Konsumenten, sondern aus den Wünschen der Konsumerzeuger ergibt. Auch als man noch nicht von Akzeptanzkrisen sprach, gab es sie.

Die Geschichte des technischen Fortschritts ist zugleich auch immer die Geschichte des Widerstands gegen diesen Fortschritt gewesen. Denken wir nur an die Widerstände gegen die Einführung des mechanischen Webstuhls, der Eisenbahn und der friedlichen Nutzung der Kernenergie. Während die Weber nicht gegen die Technik selbst, sondern aus wirtschaftlich-sozialen Gründen protestierten, führten die Gegner der Eisenbahn vor allem technische und medizinische Gründe an: Die Erfindung sei technisch zu unsicher, die Vermeidung großer Unfälle werde kaum möglich sein und überhaupt sei das gesundheitliche Risiko für den einzelnen Fahrgast unakzeptabel hoch. Eine ganze Palette von Argumenten wird auch gegen Kernenergie und Gentechnik vorgebracht: Sie seien in ihren Folgen nicht beherrschbar, wirtschaftlich nicht nötig, sozialunverträglich und moralisch fragwürdig. Hier geht es also von wirtschaftlichen über technische bis hin zu sozial-ethischen und religiösen Motiven. Eine Akzeptanzkrise in Bezug auf eine neue technische Entwicklung ist also mehr als bloß eine Informationskrise, nämlich das ganz normale menschliche Verlangen, den Zweck und den Sinn einer Entwicklung für das eigene Dasein zu kennen und wissen zu wollen, wie es weitergehen soll.

Die in Wissenschaft und Technik, Industrie und Politik verantwortlich Handelnden sollten also erkennen, dass das gesellschaftspolitische Gewicht von Ängsten vor modernen Technologien wie Chemie, Biotechnologie und Kernenergie nicht etwa davon abhängt, ob sie rational oder irrational, begründet oder unbegründet sind, sondern ausschließlich davon, dass sie überhaupt vorhanden sind und dass die unbegründeten Ängste oft eine erheblich größere politische Bedeutung besitzen als die begründeten.

Umgang mit Gemeinschaftsrisiken
Was können wir uns leisten?

Die Kontrollorgane des Staats können den Grundsätzen eines vernünftigen Risikomanagements kaum gerecht werden, wenn sie sich ständig von „alternativen" Wissenschaftlern und den Medien, von Industriekritikern, Konsumentenorganisationen und Bürgerinitiativen unter Druck setzen lassen.
Sie geraten vielmehr immer wieder in Handlungszwang und bauen ihre Entscheidungen stärker auf kommenden Möglichkeiten als auf gegenwärtig erkennbaren Wahrscheinlichkeiten auf. Durch überhastet verabschiedete Gesetze und regulatorische Maßnahmen versucht der Staat mit den wachsenden Alternativforderungen und der Fülle „neu entdeckter" Risiken Schritt zu halten. Diese Reaktion hat dann eher zufälligen als systematischen Charakter. Sie dient der Verminderung eines Scheinrisikos, nicht unbedingt der Beseitigung einer wirklichen Gefahr. So dürfen wir uns nicht darüber wundern, wenn wir rückblickend feststellen müssen, dass so manche Entscheidung überflüssig oder sogar falsch war.

Besonders notwendig ist ein effektives Management von Gemeinschaftsrisiken im Augenblick akuter Gefährdung. Das Leck in einem Öltanker, die Explosion einer chemischen Anlage, der Unfall in einem Kernkraftwerk, eine Arzneimittelpanne – derartige Zwischenfälle oder Katastrophen führen zu einem enormen Bedarf an momentaner Handlung und Information. Der notwendige Entscheidungsmut wird aber oft dadurch verhindert, dass jedermann in einer Kontrollbehörde weiß, dass jemand am Schluss für die falsche Entscheidung zur

Rechenschaft gezogen, dass also die Schuld an der Sache mit persönlichen Konsequenzen verbunden sein wird.

Deswegen begegnen wir im Krisenmanagement des Staates heute einem neuen Verhaltensphänomen. Damit Handeln für die Verantwortlichen nicht zu einem Haftungsproblem wird, gehen sie bei der Beurteilung der Lage immer von der schlechtesten Alternative aus und treffen ohne Kosten und Mühen zu scheuen die weitreichendsten Entscheidungen.

Vor einiger Zeit entsandten schwedische Wissenschaftler instrumentenbeladene Raketen ins All, um ein bestimmtes Himmelsphänomen beobachten und messen zu lassen. Nachdem Instrumente und Raketen ihren Dienst getan hatten, wurden sie nach Berechnungen der Wissenschaftler zu einer bestimmten Zeit in einer unbesiedelten Gegend Lapplands zurückerwartet. Die Wahrscheinlichkeit, dass ein menschliches Wesen von einem herabfallenden Raketenteil getroffen, verletzt oder getötet werde, war im mathematischen Sinn extrem gering, wurde aber von den Verantwortlichen doch als so hoch empfunden, dass man sich entschloss, Hirten und Rentierjäger mit Hubschraubern aus dem gefährdeten Gebiet vorübergehend auszufliegen. Dies geschah, obwohl die Wahrscheinlichkeit, von einem Raketenteil getroffen zu werden, weniger als 1 % der Wahrscheinlichkeit betrug, durch einen Hubschrauberunfall zu Schaden zu kommen (zit. n. 30).
Die ganze Aktion ist mathematisch nicht zu begründen, ließ sich aber später auf einer rationalen Basis erklären und rechtfertigen. Hätte es nämlich keine Evakuierung, aber einen Unfall durch Raketenteile gegeben, wären die Verantwortlichen der Sorglosigkeit beschuldigt und zur Rechenschaft gezogen worden. Ein Helikopterunfall hingegen wäre von jedermann verstanden worden, man hätte Bedauern zum Ausdruck gebracht und versichert, das Menschenmögliche getan zu haben. Solche Aktionen schützen meist weniger die Gefährdeten als diejenigen, die für die Gefährdeten Verantwortung tragen, und niemand wird zur Rechenschaft gezogen, wenn das, wovor er warnt, gar nicht eintrifft.

Und das ist es auch, was die so genannten „kritischen" Wissenschaftler so erfolgreich macht: Sie brauchen sich um die Folgen ihres Handelns wenig bis gar nicht zu kümmern. In der öffentlichen

Diskussion sind sie immer im Vorteil, denn sie können sich darauf berufen, an höheren moralischen Kriterien orientiert zu sein als es die meisten Wissenschaftler, Politiker und die Industriebosse sind. Sollten sich Ihre Schlussfolgerungen im nachhinein als falsch erweisen oder ihre Voraussagen nicht eintreffen, dann kann die Fehlanalyse schon aus diesem Grund für sie nie zu einem persönlichen Problem werden (30).

Was sei mit alledem gesagt? Dass man nicht glauben darf, dass jede unter öffentlichem Druck herbeigeführte Entscheidung einer Kontrollbehörde auch gerechtfertigt ist. Waren die Daten, auf die sie sich stützt, richtig, dann trägt die Entscheidung zur Erhöhung der allgemeinen Sicherheit bei, waren sie es aber nicht, dann hat sie nur ein Scheinrisiko, nicht eine wirkliche Gefahr beseitigt.

Viele behördliche Auflagen, Vorschriften und Gesetze bekämpfen in Wirklichkeit nur Scheinrisiken. Nach allen Erfahrungen, die mit regulatorischen Maßnahmen dieser Art bisher gemacht wurden, ist festzustellen, dass sie wenig dazu beitragen, das Leben der Bürger sicherer, aber viel dazu, es teurer zu machen.

Jedes mögliche Risiko zu eliminieren ist unmöglich. In Sicherheitsfragen haben wir es weniger mit Prinzipien als vielmehr mit Prioritäten zu tun. Da wir nie über genügend Mittel verfügen werden, um sämtliche Risiken gleichzeitig zu beseitigen, werden die zu treffenden Entscheidungen immer umstritten sein. Es wird immer Dinge geben, die sofort getan werden müssen, und solche, die später getan werden können. Wenn also nicht alles ökonomisch machbar ist, lautet die entscheidende Frage: Wie verteilen wir unsere Möglichkeiten?

Auf die Sicherheitsdiskussion übertragen heißt das, dass Risiken so gering wie möglich gehalten werden sollten, dass wir uns aber bei einer immer mehr gegen Null gehenden Minimierung irgendwann die Frage nach Nutzen und Verhältnismäßigkeit des Aufwandes stellen müssen.

Was wir also in Zukunft benötigen, ist eine flexible Konfliktökonomie. Denn wenn wir unser Verhalten ständig nur auf Möglichkeiten aufbauen und nicht auf Wahrscheinlichkeiten, dann werden wir unser ganzes Leben damit verbringen, uns mit viel Geld gegen mögliche Risiken zu schützen, werden aber mittellos und unvorbereitet sein, wenn die wahrscheinlichen eintreten (24).

Umgang mit persönlichen Risiken
Was muss einen heiß machen, was kann einen kalt lassen?

Risiko – als Wagnis verstanden – ist für viele wie das Salz zur Suppe, denn ein wirklich risikofreies Leben würde eine wahrscheinlich ziemlich langweilige Angelegenheit sein. Aber während die einen auf Salz fast völlig verzichten, nehmen die anderen wiederum zu viel davon. Dies ist eine Einstellungsfrage, und man sollte es jedem selbst überlassen, auf welche Weise er leben will.

Wie lange er dies aber tun kann, hängt in nicht geringem Maß von den Risiken ab, denen er auf seinem Weg durch das Leben begegnet. Es werden solche sein, denen man ausweichen kann, und andere, bei denen dies nicht möglich ist. Sich über Risiken aufzuregen, gegen die man sowieso nichts zu unternehmen vermag, ist wenig sinnvoll. Vernünftiger ist es, über diejenigen nachzudenken, die man aus eigener Kraft in den Griff bekommen kann.

Wesentliches Motiv für alle Trend- und Extremsportarten ist die zunehmende Individualisierung. Es geht darum, gesund und schön zu bleiben und vielleicht auch noch uralt zu werden. Das gilt für alle Altersstufen. Jahrzehntelang lebte man unter der Maxime, anderen gefallen zu wollen, nun geht der Trend in die Richtung: Ich bin ich, ich bin mir selbst genug. Man sucht Extremsportarten, das gibt den Kick, das kann bis in die Nähe der Todesgefahr gehen. Trendsportarten, besonders die extremen, gehen raus aus der Masse: Freeclimbing, Mountainbiking, das hat etwas mit der Zurschaustellung des eigenen Ich zu tun. Im Trend zum Extremsport liegt ein Abgrenzungsphänomen. Und irgendwie ist es auch verständlich: Die jungen Leute sind zumeist im Wohlstand aufgewachsen, sie kennen keine Kriege, keine großen sozialen Konflikte, keine existenzbedrohende Not. Was bleibt ihnen, um sich zu beweisen? Es sind die Extremsportarten. Jede von ihnen wird dann enden, wenn die Todesraten ansteigen. Oder dann, wenn das

Leben durch die imminenten Gefahren des Terrorismus wieder täglich bedroht ist und der Einzelne die Bedrohung auch spürt.

Jede einzelne unserer Entscheidungen ist mit der mehr oder weniger großen Chance verbunden, die eigene Lebenserwartung möglichst lang zu halten, beziehungsweise mit dem Risiko, sie zu verkürzen.

Mit dem Erwerb eines Autos geht man automatisch das Risiko ein, bei einem Autounfall ums Leben zu kommen. Ob dieses Risiko tatsächlich bei einem selbst eintritt, lässt sich im Voraus nicht sagen. Was sich aber angeben lässt, ist die voraussichtliche Lebensverkürzung, die sich im Durchschnitt für alle Wagenkäufer ergibt: Bei Anschaffung eines kleinen Personenwagens beträgt die durchschnittliche Lebensverkürzung 5 Tage (57).

Abbildung 20 zeigt weitere Beispiele für verlorene Lebenserwartung durch Einzelentscheidungen, die von knapp zwei Stunden für eine 5000-km-Flugreise bis zu etwa 3500 Tage für „männlich und unverheiratet sein“ eine große Spannbreite zeigen (18).

Die meisten der heute dominierenden Krankheiten sind auf nachgeburtliche Einflüsse zurückzuführen, nur wenige sind bei Geburt schon angelegt. Die Ursachen der großen Killerkrankheiten unserer Zeit liegen weniger in der zunehmenden Industrialisierung und ihren Folgen als vielmehr in unserem Verhalten und in der Maßlosigkeit unserer Lebensform. Die einen Krankheiten – wie Infektionskrankheiten – sind einfach und entsprechend leicht, andere – wie Herz-Kreislauf-Krankheiten – sind komplex und somit schwer zu behandeln. Es ist anzunehmen, dass auch in Zukunft bei der allgemeinen Lebenserwartung dieselben Einflüsse wirksam werden, doch besteht in den Industriestaaten der Eindruck, dass persönliches Verhalten in Bezug auf Ernährung, Genussmittel und Bewegung sogar noch wichtiger sein wird als Nahrungsbeschaffung und Gefahrenkontrolle.

Ähnlich wie für die Infektionserkrankungen gilt für die meisten chronischen Krankheiten, dass sie durch Beeinflussung ihrer Ursachen beziehungsweise durch Beseitigung der für sie erkannten Risikofaktoren unter Kontrolle gebracht werden können. Weiterhin wissen wir, dass ihre Verhütung durch die Bekämpfung ihrer Ursachen kosten-

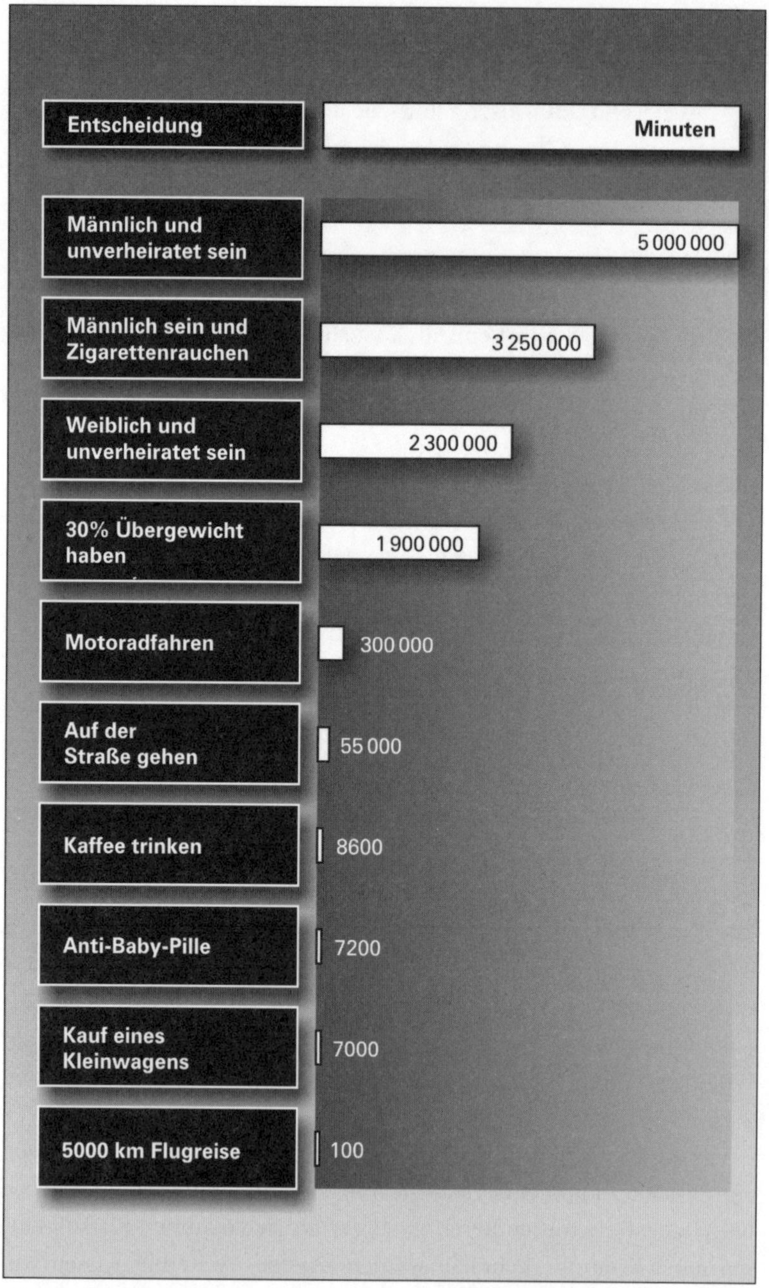

Abb. 20: Verlorene Lebenserwartung durch Einzelentscheidungen (18, 57)

effizienter, wirkungsvoller und menschlicher ist als später ein behandelnder Eingriff, intensivmedizinische Versorgung oder Rehabilitation.

Allmählich sollte uns bewusst werden, dass Gesundheit weitgehend in unserer eigenen Hand liegt und somit Prävention die wichtigste Konsequenz für die Zukunft ist, auch in ökonomischer Hinsicht.

Zu wissen also, was einen heiß machen muss und was einen kalt lassen kann, ist manchmal ganz nützlich. Ausgerüstet mit Informationen, wie ich sie in den vorangegangenen Kapiteln gegeben habe, können Sie sich nun eine Liste der wichtigsten Gefahren für das eigene Leben anfertigen und entscheiden, was Sie – außer sich aufzuregen – damit anfangen wollen. Sollten Sie sich aber nur aufregen, dann tun Sie wenigstens dem Autor dieses Buches den Gefallen und regen Sie sich über die Risiken auf, die zur Beunruhigung auch Anlass geben, und weniger über solche, die dies kaum oder gar nicht tun.

Liste lebensverkürzender Risiken

Auf der Liste lebensverkürzender Risiken steht das *Rauchen* von Zigaretten an oberster Stelle. Für denjenigen, der raucht, hat keine risikoreduzierende Maßnahme einen ähnlich positiven Effekt für die Erhaltung der Gesundheit und des Lebens wie die Aufgabe der Zigarette (Sicherheitsgrad 2.8).

Essen ist lebensnotwendig, aber zu viel kann genauso wie zu wenig lebensgefährlich sein. Die Hauptrisiken, die mit der Ernährung zusammenhängen, sind in der industrialisierten Welt nicht qualitativer, sondern quantitativer Art, hängen also hauptsächlich mit falscher Ernährung zusammen (Sicherheitsgrad 3.6).

Von den Risiken, die wir wie Rauchen und Falschernährung selbst unter Kontrolle halten können, ist das *Trinken* von Alkohol ein weiterer potenter Faktor, auch wenn – abgesehen von exzessivem Trinken – die Hauptrisiken, die vom Alkohol ausgehen, Verletzungen und Todesfälle durch Unfälle und Gewalt sind (Sicherheitsgrad 3.9).

Von den *Risiken der Straße* steht das Automobil ganz obenan. Die Teilnahme am Straßenverkehr ist eines der höchsten Risiken im Tagesablauf, und viele Gefahren des Lebens, denen wir ängstlich aus dem Weg zu gehen versuchen, sind nichts im Vergleich zu denen der Straße (Sicherheitsgrad 4.0).

Aber auch die täglichen *Risiken zu Hause* sind nicht zu ignorieren, denn einige von ihnen sind so groß, dass sie den Gefahren der Straße in nichts nachstehen (Sicherheitsgrad 4.2).

Eine vernünftige *körperliche Betätigung* in Maßen ist für die Erreichung eines hohen Lebensalters wichtig, aber übertriebene sportliche Aktivitäten sind für die Erhaltung der Gesundheit nicht viel besser als Nichtstun.

So wie wir als Gesellschaft im Ganzen darüber nachzudenken haben, welche Risiken akzeptiert werden sollen und welche nicht, so müssen wir auch als Individuen ständig abwägen und uns fragen, welche Risiken wir für welche Chancen einzugehen bereit sind.

Das Risiko der Freiheit
Wie viel Freiheitsreduzierung ist uns Gefahrenreduzierung wert?

Der 11. September 2001, der Tag, der in wenigen Minuten das New Yorker World Trade Center vernichtet und das Leben in der Welt verändert hat – und in der westlichen Welt mit ihren offenen Gesellschaften das Leben unabsehbar weiter verändern wird –, hat in sicherheitstechnischer Hinsicht keine neuen Erkenntnisse gebracht, aus denen man für die Zukunft lernen könnte. Alles war mehr oder weniger bekannt. Das ist das Deprimierende.

Zwar weiß man hinterher immer mehr als zuvor, aber bei diesem entsetzlichen Ereignis wusste man auch vorher schon eine Menge, dass nämlich eine Katastrophe selbst diesen Ausmaßes jederzeit geplant werden und auch eintreten kann, ausgeführt auf diese oder eine andere Weise. Leider wurde das Wissen aus den in der Vergangenheit gemachten Erfahrungen nicht genutzt und wurde gegen elementare Regeln der Gefahrenabwehr verstoßen. Und wahrscheinlich war man sich angesichts der eigenen militärischen Potenz wohl auch zu sicher.

Je mehr sich aber der Mensch oder ein Staat in Sicherheit wähnt, umso mehr gerät er in Gefahr. Je sicherer ein technisches

System, umso sorgloser geht der Mensch mit ihm um. Deshalb gilt bei Sicherheitsexperten und im Risikomanagement schon immer der Grundsatz, dass es – unabhängig von der zu befürchtenden Höhe des zu erwartenden maximalen Schadensausmaßes – kosteneffizienter und wirksamer ist zu versuchen, Risiken zu vermeiden, statt sie zu beherrschen, so wie es besser ist, Krankheiten zu vermeiden, statt sie zu behandeln.

Abgesehen von geheimdienstlichen Informationen, denen man hier nicht nachgegangen zu sein scheint, weiß man nicht erst seit gestern, dass es niemals gelingen wird, Sicherheitslücken völlig zu schließen. Wohl aber ist es möglich – und das wenigstens sollte ständig (aber nicht ständig und stereotyp) getan werden –, die Sicherheitslücken kleiner zu machen und dadurch den kriminellen Tätern die Arbeit zu erschweren. Auf die Flugsicherung übertragen heißt das: Je mehr und je besser kontrolliert wird, desto geringer ist die Wahrscheinlichkeit, dass es an Bord Zwischenfälle gibt. Dass das Netz der Sicherheitsmaßnahmen auf Seiten der Passagiere wesentlich engmaschiger ist als das auf Seiten des fliegenden und am Boden tätigen Personals, weiß man schon lange. Je mehr auf beiden Seiten am Boden (und vielleicht demnächst auch in der Luft) kontrolliert wird, umso mehr Zeit müssen wir für den Flug und umso mehr Geld für die Gefahrenreduzierung – ich vermeide zu sagen: für unsere Sicherheit – auch aufwenden.

Wie bei allen risikoreduzierenden Maßnahmen ist der Erfolg eine Funktion des Aufwands.

Die Frage an uns kann also nicht lauten: „Wollen wir mehr Sicherheit?“, denn die wollen wir alle, sondern sie muss heißen: „Wie viel finanzielle Belastung sind wir für mehr Sicherheit zu tragen bereit?“

Sicherheitstechnische Erkenntnisse und Erfahrungen verlieren stark an Wert, wenn es sich um politisch motivierte oder religiös fanatisierte Täter handelt, die sich selbst ja nicht als Kriminelle sehen und je nach Misserfolg oder Erfolg ihrer Taten zu Märtyrern oder Helden werden. Aber auch das ist keine neue Erkenntnis. Keiner Art von Fanatismus kann mit technischen Mitteln begegnet werden. Selbst mit noch so raffinierten Sicherheitstechniken und noch so vielen Kontrollen können von Fanatismus geleitete Anschläge letztlich nicht verhindert werden. Und wenn ein Fanatiker sogar sein eigenes Leben zu opfern bereit ist, entzieht er sich jeglichen auf Logik und psychologischer Erfahrung aufbauenden Abwehrmaßnahmen. Aber auch dies ist nicht neu. Schon vor New York gab es Selbstmordattentate. Und es gab Pearl Harbor.

Genau genommen gibt es keine von Menschen ersonnene Sicherheitsvorkehrung, die nicht von anderen Menschen überwunden werden könnte. Und es wird eine solche auch nie geben. Dies gilt nicht nur für die Sicherung von Flugzeugen, sondern für alle technischen Systeme und Großanlagen, wie beispielsweise die Versorgung mit Trinkwasser und den Bahnverkehr, oder für chemische Betriebe und Atomreaktoren, die oftmals mit einfachsten Mitteln außer Betrieb gesetzt oder zerstört werden können.

So hat der 11. September 2001 deutlich gemacht, was man schon lange weiß. Risiken kann man nicht völlig verhindern, man kann sie nur reduzieren. Aber auch diese Erkenntnis wurde bestätigt: *Das schwächste Glied in jeder Ursachenkette einer Katastrophe ist ein verdrängtes Risiko.* Wenigstens hieraus sollten wir lernen.

Wenn man Gefahren wirksam abwenden und damit Risiko reduzieren will, dann kostet das nicht nur Geld, es geht notgedrungen auch auf Kosten persönlicher Freiheiten. Dies hat Auswirkungen auf die Mobilität, die Zuwanderung, den Bankenverkehr, den Datenschutz, individuelle körperliche Daten und vieles andere mehr.

Die Frage lautet also: Wie viel Entzug an persönlicher Freiheit ist uns die Reduzierung von Gefahren wert?

Dies ist, wie ich glaube, keine Frage, die jeder Einzelne für sich beantworten kann, sondern eine Frage, die wir als Gesellschaft gemeinsam beantworten müssen. Das hängt damit zusammen, dass Freiheit nie die Freiheit des Einzelnen ist, sondern immer auch die des anderen. Die Freiheit des einen muss der Freiheit des anderen begegnen, sie muss sich sowohl mit der Freiheit des Einzelnen anderen als auch mit der Freiheit vieler anderer auseinander setzen. Meine Freiheit ist nichts ohne die Freiheit anderer.

In einer Zeit allgemeinen Wohlergehens und zunehmender Gegenwarts- und Zukunftsangst muss wieder daran erinnert werden, dass menschlicher Fortschritt – technischer wie auch gesellschaftlicher Art – nicht etwas ist, was man einmal erreicht hat und dann ein für allemal besitzt, sondern etwas, das ständig wieder aufs Neue erarbeitet und erkämpft werden muss. Freiheit ist das wertvollste Gut dieses Fortschritts.

Vor allem aber müssen wir lernen, mit ungelösten und zum Teil auch unlösbaren Problemen weiterzuleben. Ein gewisser Grad an permanenter Instabilität in unserem Leben ist unausweichlich.

Die reformatio mundi, der große Wandel aller im Verhältnis zueinander, ist ein grandioser Traum, aber eben ein Traum. Wir haben nicht immer die Wahl zwischen dem Guten und dem Bösen, zwischen dem Sicheren und Gefährlichen, Nützlichen und Verschwenderischen, sondern meist nur zwischen Möglichkeiten, die sowohl Vorzüge als auch Nachteile aufweisen.

Literatur

1) Abshagen, Ulrich: Arzneirisiken – beherrschbar aber nicht ausschließbar. In: Bundesverband der Pharmazeutischen Industrie (Hrsg.): Medikament und Meinung 6, 1985.
2) Barbes, Richard T., P. J. Whaling, D. M. Cohen: Mercury in recent and century-old deep seafish. Environmental Science Technology 18/552,1984.
3) Birg, Herwig: Ageing Society – Ursachen und gesellschaftliche Folgen der demographischen Alterung in Deutschland. 4. Novartis Forum, Berlin 2000.
4) Bondi, Hermann: Risk in perspective. In: Cooper, M. G. (ed.): Risk – Man-made Hazards to Man. Clarendon Press, Oxford 1985.
5) Boschke, Friedrich L.: Die Umwelt ist kein Paradies. Illusionen und Realität. Deutsche Verlags-Anstalt, Stuttgart 1986.
6) Bräutigam, Hans H.: Mediziner in der Meta-Ebene. In: Die Zeit, Nr.16, Hamburg 1994.
7) Brauner, Christian: Das verdrängte Risiko – können wir Katastrophen verhindern? Herder, Freiburg 1999.
8) British Medical Association (ed.): Living with Risk. John Wiley & Sons, Chichester 1987.
9) Broadbent, Donald E.: The psychology of risk. In: Cooper, M. G. (ed.): Risk – Man-made Hazards to Man. Clarendon Press, Oxford 1985.
10) Brüngger: The Case of the New Drug L-Dopa. Schweizerische Zeitung für Volkswirtschaft und Statistik, 3, 1973.
11) Bundesverband der Pharmazeutischen Industrie (Hrsg.): Arzneimittel – Chancen und Risiken. Frankfurt/Main 1985.
12) Cube, Felix von: Gefährliche Sicherheit. Lust und Frust des Risikos. Hirzel, Stuttgart 2000.
13) Dawber, Thomas R.: The Framingham Study. Harvard University Press, Cambridge, Mass. 1980.
14) Doll, R., R. Peto: The causes of cancer: Quantitative estimates of avoidable risks of cancer in the United States today. Journal of the National Cancer Institute 66, 1191–1308, 1981.
15) Erlinger, Rainer: Heillose Hilfe. In: Süddeutsche Zeitung, Nr.188, München 2001.
16) Fritzsche, Andreas F.: Wie sicher leben wir? Risikobeurteilung und -bewältigung in unserer Gesellschaft. Verlag TÜV Rheinland, Köln 1986.
17) Fritzsche, Andreas F.: Wie gefährlich leben wir? Der Risikokatalog. Verlag TÜV Rheinland, Köln 1992.
18) GEO Wissen: Risiko – Chancen und Katastrophen, Nr. 1, 1992.
19) Graupner, Heidrun: Die Macht der Pharma-Konzerne. In: Süddeutsche Zeitung, Nr. 189, München 2001.
20) Heilmann, Klaus: Arzneimittel – Risiko und Chance. In: Wirtschafts- und Gesellschaftspolitische Grundinformationen. Deutscher Instituts-Verlag, Köln 1984.
21) Heilmann, Klaus: Das Arzneimittel als Risiko. In: Bundesverband der Pharmazeutischen Industrie (Hrsg.): pharma dialog, Heft 82, Frankfurt/Main 1984.
22) Heilmann, Klaus: Chemie – Risiko und Chance. In: Wirtschafts- und Gesellschaftspolitische Grundinformationen. Deutscher Instituts-Verlag, Köln 1985.

23) Heilmann, Klaus: Arzneimittel. Chancen, Risiken, Nutzen. edition agrippa, Köln 1985.
24) Heilmann, Klaus: Technologischer Fortschritt und Risiko. Wege aus der Irrationalität. Knaur, München 1985.
25) Heilmann, Klaus: Sicherheitsskala. Risiken messen, vergleichen, verstehen. edition agrippa, Köln 1986.
26) Heilmann, Klaus: Das Risiko der Sicherheit. Deutscher Instituts-Verlag, Köln 1987.
27) Heilmann, Klaus: On the perception of drug-related risk. In: Inman, William H. W., D. M. Burley (eds.): Therapeutic Risk: Perception, Measurement, Management. John Wiley & Sons, Chichester 1988.
28) Heilmann, Klaus: Arzneimittelsicherheit. Die Rolle des Patienten. Deutscher Instituts-Verlag, Köln 1988.
29) Heilmann, Klaus: Mit Unsicherheiten leben. In: Manfred Rist (Hrsg.): Gesichter des technischen Fortschritts. Verlag Neue Zürcher Zeitung, Zürich 1988.
30) Heilmann, Klaus: Die betrogene Gesellschaft – Kommunikation im Informationszeitalter. Orell Füssli, Zürich 1990.
31) Heilmann, Klaus: Grenzwerte, Richtwerte, Restrisiken – aus Sicht der Bürger und Verbraucher. Pflanzenschutz-Kolloquium „Wertlose Grenzwerte? Die Risiko-bewertung und Zulassung von Pflanzenschutzmitteln". Internationale Grüne Woche, Berlin 1991.
32) Heilmann, Klaus: Risiken – Risikovergleiche. In: Bundesverband der Pharmazeutischen Industrie (Hrsg.): Pharma Graphiken – Zahlen und Fakten. Frankfurt/Main 1993.
33) Heilmann, Klaus: Medikament und Risiko. Wie bitter sind die Pillen wirklich? medpharm Scientific Publishers, Stuttgart 1994.
34) Heilmann, Klaus, John Urquhart: Keine Angst vor der Angst. Risiko: Element unseres Lebens und Motor des Fortschritts. Kindler, München 1983.
35) Heilmann, Klaus, Manfred Herrmann: Medikament und Öffentlichkeit. Eine repräsentative Bevölkerungsbefragung. Infratest Gesundheitsforschung, München 1989.
36) Heilmann, Klaus, Manfred Herrmann: Patient und Medikament. Eine repräsentative Bevölkerungsbefragung bei Patienten. Infratest Gesundheitsforschung, München 1990.
37) Herrmann, Manfred, Klaus Heilmann: Pilotstudie „Sicherheitsskala" (unveröffentlicht). Infratest Gesundheitsforschung, München 1985.
38) Inman, William H. W.: Risikoüberwachung neu eingeführter Arzneimittel. In: Bundesverband der Pharmazeutischen Industrie (Hrsg.): pharma dialog, Heft 88, Frankfurt/Main 1985.
39) Inman, William H. W., D. M. Burley (eds.): Therapeutic Risk: Perception, Measurement, Management. John Wiley & Sons, Chichester 1988.
40) Lawrence, D. R., J. W. Black: The Medicine You Take. Benefits and Risks of modern Drugs. Croom Helm, London 1978.
41) Lübbe, Hermann: Ethische Rahmenbedingungen der Gentechnologie. In: Roche Forumsveranstaltungen 1988/89, Editiones Roche, Basel 1989.
42) Luhmann, Niklas: Soziologie des Risikos. Walter de Gruyter, Berlin 1991.
43) Markl, Hubert: Mit Risiken leben. Hoechst Heute, Frankfurt/Main 1993.
44) Mittelstrass, Jürgen: Das ethische Maß der Wissenschaft. Hippokrates, Konstanz 1987.

45) Müller, Michael: Wissenschaftsfreiheit? Eine Schimäre. In: Die Zeit, Nr. 34, Hamburg 2001.
46) Neue Zürcher Zeitung, Nr.199, Zürich 2001.
47) Pedroni, Gabriella, Peter Zweifel: Chance und Risiko. Messung, Bewertung, Akzeptanz. Studien zu Gesundheitsökonomie. Pharma Information, Basel 1982.
48) Reiter, Johannes: Technik verantworten. Stimmen der Zeit, 12, 1988.
49) Robin, Eugene D.: Matters of Life and Death: Risks vs Benefits of Medical Care. The Portable Stanford, Stanford, California 1984.
50) Röglin, Hans-Christian: Der chaotische Weg zur Vernunft - Risiko und Kommunikation in der Industriegesellschaft. In: Schüz, Mathias (Hrsg.): Risiko und Wagnis - Die Herausforderung der industriellen Welt. Neske, Pfullingen 1990.
51) Röpke, Horst: Risikobetrachtungen in der Chemie. In: Gesellschaft - Ethik - Risiko. Monte Verità. Birkhäuser Verlag, Basel 1993.
52) Royal College of General Practitioners (ed.): Oral Contraception Study. Mortality among Oral Contraceptive Users. Lancet 11, 727–731, 1977.
53) Royal College of General Practitioners (ed.): Oral Contraception study. Mortality among Oral Contraceptive Users. Lancet 1, 541–546, 1981.
54) Schlaffke, Winfried (Hrsg.): Ethik in der Forschung. Deutscher Instituts-Verlag, Köln 1992.
55) Schöne, Lajos: Erster azellulärer, monovalenter Pertussis-Impfstoff zugelassen. pais, Heft 2, 1994.
56) Schunack, Walter: Das Arzneimittel. Nutzen und Risiko. In: Bundesvereinigung Deutscher Apothekerverbände (Hrsg.): Apotheken-Report 26, Frankfurt/Main 1984.
57) Seifritz, W.: Zur Unsicherheit der Sicherheit. Neue Zürcher Zeitung, 2.2.1983.
58) Slovic, P., B. Fischhoff, S. Lichtenstein: Characterizing Perceived Risk. In: R.W. Kates, C. Hohenemser (eds.): Technological Hazard Management. Oelgeschlager, Gunn and Hain, Cambridge, Mass. 1981.
59) Statistisches Bundesamt Wiesbaden (Hrsg.): Fachserie 1, Reihe 1: Gebiet und Bevölkerung 1998. Metzler-Poeschel, Stuttgart 2000.
60) Statistisches Bundesamt Wiesbaden (Hrsg.): Fachserie 12: Gesundheitswesen, Reihe 4: Todesursachen 1999. Metzler-Poeschel, Stuttgart 2001.
61) Urquhart, John, Klaus Heilmann: Risk Watch. The Odds of Life. Facts on File, New York 1984.
62) U. S. Department of Health, Education and Welfare: 1979 Surgeon General's Report: Smoking and Health. DHEW Publication No. (PHS) 79-50066.
63) U. S. Department of Health and Human Services: Prenatal Diethylstilbestrol (DES) Exposure. NIT Publication No. 81-2049, 1981.
64) VDLUFA: Qualität pflanzlicher Nahrungsmittel: Ergebnis 3-jähriger Vergleichsuntersuchung an Gemüse, Obst und Brot des modernen und alternativen Werbeangebotes. Schriftenreihe, Heft 7.
65) Wartburg, Walter P. von: Wunsch nach Nullrisiko. Sorgfaltspflicht und Risikomanagement bei Arzneimitteln. Ciba-Geigy-Magazin 1, Basel 1985.
66) Weinstein, M. C., W. B. Stason: Hypertension. A policy perspective. Harvard University Press, Cambridge, Mass. 1976. Zit. n.: Münch. med. Wschr. 123, 47, 1981.

Sachregister

A

B

C

D

E

F

G

H

I

K

L

M

N

O

P

Q

R

S

T

U

V

W

Z